远离疾病，让生活更美好　名医问答丛书

医学健康科普读物

肿瘤的检查与诊断

主编　潘朝曦

协编　叶海霞

参编　刘旭凌　李忠平　侯建媛

苏州大学出版社

SOOCHOW UNIVERSITY PRESS

图书在版编目(CIP)数据

肿瘤的检查与诊断/潘朝曦主编．—苏州：苏州大学出版社，2010.6(2011.11 重印)
(名医问答丛书)
ISBN 978-7-81137-511-4

Ⅰ.①肿… Ⅱ.①潘… Ⅲ.①肿瘤—诊断—问答 Ⅳ.①R730.4-44

中国版本图书馆 CIP 数据核字(2010)第 113549 号

书　　名	肿瘤的检查与诊断
主　　编	潘朝曦
责任编辑	王　亮
出版发行	苏州大学出版社
	(苏州市十梓街 1 号　邮编:215006)
经　　销	江苏省新华书店
印　　刷	扬中市印刷有限公司
开　　本	700mm×1000mm　1/16
印　　张	13.75
字　　数	177 千
版　　次	2010 年 6 月第 1 版
	2011 年 11 月第 3 次印刷
书　　号	ISBN 978-7-81137-511-4
定　　价	27.00 元

苏州大学版图书若有印装错误,本社负责调换
苏州大学出版社营销部　电话:0512-65225020
苏州大学出版社网址　http://www.sudapress.com

序言一

今年是举世瞩目的上海世博年,“城市,让生活更美好”是2010上海世博会的主题。而美好的重要内涵就是“和谐”,天人的和谐,国际的和谐,国家的和谐,社会家庭的和谐,一直是中华民族乃至全人类的共同追求和文化核心。中华文化博大精深,其核心理念可以用一个“和”字来总概。早在东方哲学源头《易经》的卦象与爻辞里就已借泰卦、否卦阐述了万物交感为泰、为吉;万物背离凝固为否、为害的尚和理念。周代史伯及其后的孔子、老子、孟子、荀子等先哲曾提出“和实生物”、“保合太和”、“以和为贵”、“冲气以为和”、“地利不如人和”、“万物各得其和”等论述。这些论述分别从不同角度与层面对“和”的内涵及重要性作了充分的阐述。然而自近代以来,由于对中国古代的哲学研究和重视不力,“和”作为一个文化的重要核心受到冷落。在倡导“和谐社会”与“和谐世界”的今天,重申“和”的重要性,继承“和”的大智慧则显得尤为重要与及时。只有做到社会发展与秩序、精神与物质、生存与环境方面的平衡与和谐,才能重建美好的未来,也只有这样,我们的生活才会真正更加美好。

改革开放以来,我国的社会经济得到了很大的发展,人们的衣食住行也不断得以改善和提高。然而,人们在享受现代物质生活的同时,依然没有摆脱各种病魔的困扰,这是现代人类在享受高度物质文明生活中所显露出的不和谐之音。千百年来,人类为了摆脱疾病的困扰，实现“天人之和”、“身心之和”，一刻也没有停息研究探索，在这个方面也可以说，一部人类的历史也就是一部人类与各种疾病顽强作斗争的历史。

当前，人类生命与健康面临着最具威胁的三大疾病或称“三大杀手”、“三大元凶”，分别是：心脑血管疾病、糖尿病和恶性肿瘤。其发病之众，危害之大，为万病之最。这类疾病高发的原因是多方面的，既有人们生活方式的原因，也有外在物质环境方面的原因。原因尽管是多方面的，但其结果是相同的，这就是由于这些疾病的存在极大地降低了人们的生活质量，威胁着人类的生存。今天，随着人们对物质生活质量要求的不断提高，对健康养生的关注也就超过了以往任何一个时期，怎样生活得更美好、更健康，已经成为了社会关注的热点。

正是在这样的大背景下，秉承传播医学知识，普及健康的理念，苏州大学出版社策划组织编写了“远离疾病，让生活更美好”名医问答丛书。这是一套健康科普读物，其实用性、指导性均强。阅读书稿时我发现，该丛书编写的出发点是通过对全民健康知识的普及，以期提高人们的生活质量，让生活更加和谐、更加美好。这无论是从推行我们民族的核心文化理念，还是从健康世博来说都是一件实事和大好事。健康即美，美必健康；和谐即美，美必和谐，这也就是 2010 年上海世博会的精神与主旨。

值得一提的是，担任此套图书主编的是我国著名的中医学家潘朝曦教授。潘朝曦教授先后毕业于南京中医药大学和上海中医药大学研究生院，师从当代中医泰斗张伯臾教授，尽得心传，学养宽博深厚，以擅治各种疑难重危病症且疗效显著而闻名海内外。潘朝曦现任上海中医药大学教授、上海名医特诊部特邀专家、上海中医药大学研究生院导师等职，近40年丰富的临床经验和深厚的科研积淀，为这套丛书的成功编写提供了保障与前提。潘朝曦教授早已医名广被，临床与教学工作又特别繁忙，何以能投入大量精力，甚至放弃春节假期来编写此书，这本身就是一种以民族兴旺为己任的学者良知和对人民大爱情怀的体现。这种以民族兴旺和解除人民疾苦为己任的精神，我觉得很值得在广大知识分子中提倡和发扬。

科普读物的编写往往费时费力，需要有四两拨千斤的功力，要做到既能深入浅出，通俗易懂，又要把握好学术上的科学性和准确性，确非易事。潘朝曦教授凭着深厚的中西医学研究的积淀，又有着多年丰富的临床经验积累，加之他流畅活泼的文笔和甘为孺子牛的精神，来从事这套极具实用性的健康科普著作的编写，对于广大读者和国家民族来说，自然是一件幸事。相信本套丛书的编写，定会为人们在健康养生方面提供丰富有益的知识营养和有效的指导，让人们生活得更加美好、更加和谐，故乐为之序。

周汉民

2010年4月18日于上海

（周汉民为全国政协常委、上海市政协副主席、民建中央副主席、民建上海市委主任委员、上海世博会执行委员会副主任）

序言二

大约是2008年始，笔者供职的《康复》杂志在申城启动“社区健康关爱行动”，定期到社区开展公益健康讲座及咨询活动。因纯属公益，只能象征性地给参与的专家支付些许微不足道的酬劳，由是在邀请专家时往往应者寥寥。彼时的潘朝曦教授早已誉满杏林，蜚声海内外，是各大知名医学论坛的座上宾，各地高校的邀约不断，频频于包括中央电视台在内的各大媒体露脸。我刊这一定位相对“草根”的活动，在试探性地邀请他出席时，他却出乎意料地欣然应允，全无名家派头，且从不提报酬。他主持的每场讲座，深入浅出，挥洒自如，往往一席难求，听者甚众。因有了像他这般的名家参与，“社区健康关爱行动”得以顺利开展并渐入佳境。每念及此，我刊同仁均感佩不已。

熟识后，慢慢了解到，潘教授还有多年捐医赠药、集巨资修路等诸多义举，且坚持数十年在普通门诊坐诊，主动放弃主持专家门诊相对优厚的收入，在当前医界恐怕也是空谷足音。

医之大者，药王孙思邈《备急千金要方·大医精诚》如是论述：“凡大医治病，必当安神定志，无欲无求，先发大慈恻隐之心，誓愿普救含灵之苦。若有疾厄来求救者，不得问其贵贱贫富，长幼妍媸，怨亲善友，华夷智愚，普同一等，皆如至亲之想。”潘教授以名医之身，眼中无贵贱之分，怀仁爱济世之心，普同一等。在医患纠纷、医疗红包已成寻常事的当下，在普通大众看病难看病贵、优质医疗资源为少数人专享的如今，药王的训条早已被许多医家置诸脑后。医疗界之所以乱象丛生，原因难以一言穷尽，但有一点毋庸置疑："普同一等"的大医之风的缺失，当是许多从医者必须反思的命题。

医德与医术，是成就一名医家所不可或缺的两翼。潘教授除医风为人称道外，其医术同样有口皆碑。潘教授有言："疗效是硬道理。"有媒体报道，每遇疑难杂症，他"犹如运动员挑战极限，他会兴奋"，甚至废寝忘食，阅典苦思，四处求教，其屡起沉疴、起死回生的案例恐怕已是不胜枚举。

大医精诚，精者，精进也。潘教授功成名就而不言退，以耳顺之年，载誉之躯，仍不辞颠遥，在辛劳的坐诊、教学、研究之余，笔耕不辍，著述甚丰。每与潘教授接触，除钦佩其精湛的医术外，还被他的狷而不狂、犀利精到的言辞所折服，兴之所至，往往出口成章。偶尔兴起，即兴挥毫，诗书画均是信手拈来，自成一格，他的书画已为收藏界瞩目。他的诗词曾在《中华诗词》杂志获全国一等奖，现为上海诗词学会理事、中国书法家协会会员、书画家协会一级画师、上海浦东美协会员……医学之外，文史哲、天文、艺术均有涉猎，且总能给人以惊喜。天地盈虚，与时消长，医之为道，非精不能明理，非博不能至约。潘教授能在医术上获得建树，其通才是因，厚积薄发是果，博于学而后精于业。况且源远流长枝繁叶茂的中医学，有人毕其一生都未必能入堂奥，又岂是仅凭课堂上读几本专业书籍就可以不知天高地厚地望闻问切的？我想，这恐怕也是潘教授能在全国医学高校第一个开设《中国古代天文、地学知识》及其他中国传统文化课程和参与主编卫生部"十一五"研究生规划教材《中国传统文化概论》的原因所在吧。在急功近利、充满浮躁之风的学术界，潘教授以其冷静而独到的坚守，维护着中医学的纯净与高贵，传承着中医学问的博大与精深。

一年多前，潘教授赠我新著《洪昭光“健康圣经”大颠覆》一书，该书以医家极其严谨负责的态度，对某些哗众取宠、混水摸鱼的养生理论进行了冷静和严肃的批驳。一年多来，我常置于案头不时翻阅，受到启发很大，获益颇多。孰料，潘教授转眼间又送来厚厚一叠书稿，“远离疾病，让生活更美好”名医问答系列丛书即将付梓，并嘱我作序。惶恐之余，深感欣慰。在互联网上粗略检索一下，有关疾病的发病数据触目惊心。威胁人类健康的三大疾病——心脑血管疾病、糖尿病、肿瘤发病剧增，未来十年在中国和亚洲其他一些国家这三大类疾病将进入发病高峰期。目前，我国单高血压发病人数就达1.6亿；糖尿病发病率全国高达7%~8%。环境、抽烟、嗜酒和食用不健康的食品，加上人口越来越多，预计到2020年，全球每年新发生的癌症病人将达2 000万。拥有13亿人口的中国，全球五分之一的癌症新增病例将出现在这里。北京市每年新增肿瘤病例2万余例，上海市4.8万例，浙江省9万余例，湖北省11万余例……近20年，我国癌症死亡率上升了29.42%，占死亡构成的24%，是中国第一位死因。坚信没有不能治愈的病的潘教授，在病魔疯狂肆虐人类的当下，以授人以鱼不如授人以渔的态度，适时推出的这套丛书，再次以深入浅出而又通俗易懂的笔调，穿插趣味横生的故事，把高深的医学知识通俗化、趣味化。当前，科普书不少，但能把中西医学融会贯通且文笔生动的读物却寥寥无几。医者一人力量有限，但把医学知识教给大众，这力量就变得无限，其功大焉。

撰写本序时，4月的申城感受不到阳春的和煦骀荡，却是乍暖还寒、忽冷忽热的时节，理论上早该来临的阳春并没有如期而至，气候环境愈发地捉摸不定。新闻中，西南数月干旱、北方暴雪成灾、玉树强震、冰岛火山喷发……我们生存的空间渐渐地开始以一种嘲弄与戏虐的姿态给我们以难堪与不安。自然与人类已共病，我们如何应对，如何反思？中医之道，道法自然，而环境对我们的报复与戏弄，这大概正是我们盲目自大、漠视环境、自毁家园、逆大道而行的恶果，鉴于斯也可以说——人类的很多病是自找的。

大医者，愿天下无病；大医者，愿生活更美好、和谐。是为序。

《康复》杂志主编　赵玉平

2010年4月18日

前 言

我从事医学教育与临床快40年了，在此期间，除了接触学生就是接触了大量的病人，通过与不同阶层病人的接触，对与大众健康有关的社会状况也逐渐有了一些了解。其中有四大现状对我触动最大，常使我忧绪难安。

其一，就是中国人疾病特别多，或曰，中国是人口大国，疾病多是正常的。我认为这种说法未必妥当。因为我曾到过欧亚一些发达和不发达国家做过考查，有的国家人口按土地面积比，比我们还要稠密，但发病人数却没有我们多。中国疾病多的一大特点是传染病多，比如，病毒性肝炎和结核病的发病率很高，据统计中国肝病人口高达1.3亿，平均每10个人中就有一人患肝病，在不算落后的苏北某些市县，患有肝病的人数竟占当地人口数的15%～20%。中国堪称是世界上第一肝病大国。同时，中国还是全球22个结核病高负担国家之一，每年发病人数超过100万，位居全球第二。在各类传染病疫情报告中，肺结核发病和死亡人数居首位，病人主要是青壮年，分布于广大农村地区。在过去5年中，全国共发现并治疗了205万例传染性肺结核病人。除了传染病多以外，就是呼吸系统疾病和消化系统疾病多。患慢性气管炎、消化性溃疡的人在农村和城市都非常普遍。近年随着中国经济的发展，人们生活水准的提高，一些原本在发达国家才多见的一类疾病在中国也迅速地增多起来。例如：心脑血管病一直居西方国家发病的首位，而近年中国这类病的发病率也奇高，已一跃与西方国家发病率接近。据最近统计，中国高血压患者人数已高达1.6亿。冠心病的发病率已高于日本，据国内的某位教授在一个国际研讨会上说，冠心病已经成为中国居民死因构成当中上升最快的疾病，每年死于各种冠心病的人数估计已经超过了100万。我国还是脑血管病死亡率高发地区，据估计全国脑血管病患者约600万人，每年新发生脑血管病130万人、死亡近100万人。除了心脑血管病以外，糖尿病在我国发病也特别高，据最近统计，患糖尿病人数已逾7 000万，上海糖尿病的发病率已高达11.4%。除此以外，患脂肪肝、高血脂、肥胖的人数也均在6 000万以上。由于生活习惯、环境、食品等因素的影响，中国除了上述疾病高发外，癌症发病率也很高。作为国际大都市的上海，除了经济、科技、文化等领域创造了许多第一以外，在疾病方面也无意中揽得了肺癌全球发病率最高，肠癌、乳腺癌发病率全国最高等数项第一。上海如此，全国其他地区发病情况也一样严峻。面对中国疾病如此多发的现状，引发我常思考的一个问题是：我们在经济建设上虽然走上了快速发展的轨道，但国民的健康状况恐怕仍旧不容乐观。

令我忧心的第二大现状是中国人医学知识极为贫乏。这种贫乏不单见于文盲和文化水平比较低的人，还见于知识分子，甚至高级知识分子。由于不了解医学常识，很多人被病魔“盯上”多年却全然不知。还有些疾病更是由于人们不了解医学知识，自己硬揽上身的，或者疾病预防知识缺乏，患病后对病情也一无所知，如把肺癌当做伤风感冒、气管炎；把冠心病当做胃痛；把乳腺癌当做乳腺小叶增生而延误失治者在临床颇为常见。同样由于这一原因，生病以后该找什么科去治，应当选择何种疗法为佳全然不知的人也不在少数。古代的读书人多把医学作为儒门事亲的工具和自我保健的常识来了解，故清代以前文人多通医。医生看病、写脉案、写处方得处处当心，以防被文人找出漏洞。从中国一些古代文学名著如《红楼梦》、《西游记》、《镜花缘》等书中也可看出，这些书的作者虽非医家，而书中开出的脉案、方药都头头是道、符合医理。现在的知识分子不同了，大多不是通才，而仅专一门，或一门也不太专，更由于小学、中学重在引导学生攻克数、理、化和忙于应试，医学卫生方面的知识教育基本缺乏。中医近年虽被一些舆论炒作得比较热，但对于大多数人来说，仍然认为中医治病比较慢，只能用于调理、补身体，全然不知中医是我们祖先几千年赖以防治疾病的一大利器，其不仅能治疗轻病、慢性病，也能治疗重病、急性病和难治病，更是防病养生的一大法宝。好多人由于不了解中医常识，受一些民间误传的影响，来看中医不说病状，手一伸，让医生搭脉去猜，全不知从古至今中医诊病一直是应用望、闻、问、切四大诊察方法，从来没有一部医书要求医生仅靠搭脉去诊病。

其三，令我心中不安的现状是人为造成的医源、药源性疾病多，生病被误诊、误治的也多。国外曾总结中国医学界的特点是“三大”、“三多”。所谓“三大”、“三多”，一是中国医生在全球用抗生素胆子最大、用量最多，二是中国医生用激素胆子最大、用量最多，三是中国医生用化疗药物胆子最大、用量最多。这“三大”、“三多”可谓夺命无数，害人匪浅，但如果民众了解一些医学和药物的常识，就不会全听医生而尽受“三大”、“三多”之害。三害之中第一大害就是滥用抗生素之害。中国抗生素使用量居全球之首，受抗生素之害自然全球第一。据统计，单因为用抗生素失当而导致的聋哑儿童，全国就高达400万人，临床滥用抗生素导致的肝、肾、造血系统损害而致病的更是极为常见。因用抗生素过敏而导致死亡的人数全国不在少数。抗生素、维生素与激素是当前临床三大“王牌”,这类药往往与静脉输液同用,输液排长龙已成为中国医院的一大独特景观,抗生素不宜滥用,输液也不能滥用,也应有选择和适应症。但中国人由于不了解这方面的常识,生病后的第一要求就是让医生给输液。令我非常痛心的是江苏常州一位9岁的小女孩,长得活泼可爱,这小女孩每次会陪她哥哥来我处看病。一次,她哥哥来看病,我说:“你妹妹这次怎么没来?”她哥哥停了一下,哭着说他妹妹死了。我惊讶地问:“怎么回事?”她哥哥说:“因为得了心肌炎,医生让她吊水(输液)。水吊得多,导致心脏负担过重突然死亡。”我说:“这医生真糊涂,心肌炎不宜吊水也不知。”他说:“我们那里不管生什么病医生都给病人吊水。我们村上有一位姓于的老人患心脏病、糖尿病、水肿,医生给吊葡萄糖,也差点‘吊’死。”我听后长叹一声,非常感慨。

抗生素致害,人们还容易觉察。激素滥用致害,不仅病人不知,甚至不少医生也不尽知。临床常用的激素类药有肾上腺皮质激素、性激素、孕激素、甲状腺素等几种。其中使用面广且用量最大的是肾上腺皮质激素,这类药如:地塞米松、强的松、可的松、氢化可的松及含有激素的肤轻松、皮炎平等。肾上腺皮质激素号称能抗炎、抗毒、抗过敏、抗休克。其实大众多不知这类药除了用于抗休克救急和替代疗法以外,其他的“抗”都不是真“抗”,而是“和稀泥”。人体遭受病原微生物感染和某些物质的入侵,体内抵抗力就会与之战斗、奋起抵抗,就如同外敌入侵,国家武装会保家卫国一样。敌我开战自然造成硝烟弥漫、弹痕遍地,甚至会破坏房屋工厂等而殃及民生。同理,人体抵抗力和入侵的微生物等作战,也会出现发烧、恶寒、局部炎症等症状而使人难受。激素的所谓“三抗”不是帮助体内去消灭敌人,而是充当“和事佬”，让抵抗力不抵抗，这样表面上看是休战，炎症消了，人变舒服了，但“敌人”却被保护下来，战火稍歇又卷土重来。所以病人用了激素，病原本易治反而变得久治难愈。更有甚者，这类激素还有严重的副作用，其中最主要的就是导致水钠潴留、向心肥胖、水牛背、满月脸，血压升高诱发胃溃疡、大出血、骨质疏松、股骨头坏死、血糖升高，血小板、白细胞减少，抵抗力由于不断被打压，所以一蹶不振，极易生病。激素中的另一类就是性激素、孕激素。正常人体本来会制造、分泌一定量的性激素、孕激素。使用这类激素后，体内的制造分泌反被抑制叫停了，变得由少而一时增多，继之更少。正因为如此，所以不少女性用了这类药后把身体性腺轴全部打乱，月经不行的年轻女人用了激素制造人工周期虽可一时行经，但离开它就月经更不来，且渐至渺然——绝经、不排卵而导致终身不孕。男人用了雄性激素虽可一时振奋性机能和促进蛋白质的合成，但停药以后，也由于反馈性抑制而变得更糟，而且这类激素用多、用久极易诱发生殖系统癌症。这些都是医学的常识，而我们一些大众又有几人知道呢？我的一位画师朋友，有一个美丽的女儿，她的照片还曾经被一家著名杂志选用做封面。后来因为患了红斑狼疮，医生给她使用了大量肾上腺皮质激素，不仅人变形了，而且股骨因为用激素引起骨质疏松而断裂。虽然这样，要是能把病治好，家人说就是瘫在床上也行。结果，病情没能控制，最终在25岁那年结束了年轻的生命。

癌症用化疗、放疗在中国已是最常规治法，用量之大前文已述。其实凡了解医学常识的人，皆知道化疗药是目前临床上中西药物中毒性最大的药，癌症中真正适宜化疗的病种仅恶性淋巴瘤、急性淋巴白血病、小细胞肺癌等数种，大多数癌症医书上均讲明对化疗不敏感。此外，化疗对于老人、体弱和有一些并发其他疾病者是更不适宜的,用之不当反能催命。而临床上很多病人由于不了解这方面知识,往往在大剂量化疗中不知不觉、心甘情愿、前赴后继地奔向死亡。中医在治疗癌症方面,不仅历史悠久、方法独到丰富,而且副作用也很少。中医的这一优势,在国外一些国家和地区受到相当的重视,并投入大量资金去研究。而在国内,却常被看做是西医手术、放化疗治疗无效后无奈的选择。记得临床上,有一个家庭,第一个人生了癌症选择放化疗死了,第二个人生癌还是去用放化疗又去世了,等到第三个人生癌才听海外友人劝说改用中医治疗,结果好了。这时这个家庭才如梦初醒,知道中国还有如此神奇的医术。不过这种觉醒,是他家用两条生命换来的,代价可谓太大了。

其四,令我不安和感慨的是中国人太看轻生命。“生命诚可贵”、“生命只属于人一次而已”,这是人们常说的两句话。可是生活中真正重视生命,懂得关爱的人却很少。当代中国人追求什么呢?过去讲人当追求真理,而理想的大厦一旦坍塌,人心又被世风所左右,权、名、利就成了很多人的第一追求。抬头望星空的人变得少了起来。看当前有人费尽心机,有人奔波劳碌直至身体不支、大病临头仍不愿放弃的大概就是这一所谓追求。因为改革开放、经济搞活,目前在中国富了的人多了起来,有了钱干什么?当然是买房子、买车子、买奢侈品,大吃海喝,进歌舞厅……唯一不愿做的就是投资健康,甚至花些小钱去投资健康都不愿意。富人如此,穷人有了钱首先是填饱肚子,然后再忙盖房子,为子女存钱办婚事。小病拖着,大病忍着,实在不行买点药胡乱对付,真的病得厉害才去医院。唐代名医孙思邈曾说:“人命之重,有贵千金。”而现实生活中真正看重生命的人在人群中又有多少呢?

上述国情现状,常使我忧心忡忡,魂梦难安。身为操仁术以济世的一位医者，面对上述的四种现状，应当怎么办？经过一番思索，我觉得尽我一己之力能做的就是尽量去逆转时风并倾力去普及中西医学知识，使人们早日走出迷雾，走向光明。心有所思、贵人来助，去年苏州大学出版社高敏社长带领该社主任、编辑一行来舍组稿。他们要组的稿子，正好是我想做的有关传播新的健康理念及普及医学知识方面的选题，他们先是希望普及癌症方面的防治知识，我建议是否可以再拓宽到目前威胁人类健康和生命的三大类疾病，这三大类疾病就是心脑血管病、糖尿病、肿瘤。他们同意我的建议，并商妥用问答的形式，内容涵盖每一类疾病的病因、诊断、防治、护理康复诸方面，从多个角度力求把这些知识讲准、讲透。考虑到目前的中西医学现状及大众的文化状况，决定采用以西医知识为主体去列题讲述。由于本书是面向普通大众的，所以为了把深奥难懂的医学知识浅显、大众化，除了表述时力求浅显、通俗、趣味外，还用说故事的方法，围绕医学知识编写了与其相关的小故事多则贯穿其中，除此之外，还配上了相应的插图以期形象、生动。

编写此书时，正欣逢举世瞩目的世博会即将在上海召开。上海世博会执委会副主任、上海市政协副主席周汉民先生既是我的友人，又是我最为尊敬的一位富于朝气和活力的领导。他得知此事后，大为鼓励，并曾多次电话询问编写进展情况。他认为这件事是实现健康世博的一件实事和大事。承蒙他在百忙之中为本书赐序推荐，这不仅使本书增色添辉，也为我国医学科普和世博科普平添一大助力，对此，我谨致以由衷的敬意和感谢。本书还得到上海教育报刊总社《康复》杂志社赵玉平主编赐序，得到苏州大学出版社高敏社长的具体指导和多方支持鼎助，对各位朋友的隆情高谊和厚爱、帮助，我谨致谢忱。为本书付出辛勤劳动的还有上海和江苏的一些医学专家和同道，我的研究生侯建媛、纪钰津、李士磊、王雷、刘中良、韩璐、温岩等为本书的编写做了不少繁杂的工作，韩洪刚和叶海霞、潘宇鸣等人还放弃春节休息为本书收集资料、撰稿，对此我也一并致谢。

本书由于册多，文字量大，在力求浅显、通俗、趣味方面又做了不少尝试，限于我的水平，疏误之处定所难免，祈海内外同道、贤达不吝赐教。

我的同窗好友南京中医药大学党委书记黄成惠曾发来一篇类似格言的短信说："当你修炼到足以克服一时不快，看重自身的责任而不是权力，关切他人的不幸而专注于拯救和安慰时，你就站在了精神的最高处。"我愿以这一格言作为我的终生勉励，让我向着人生精神的最高处不断攀登，让健康、祥和、富饶、欢乐早日降临整个人间。

潘朝曦于上海中医药大学

时 2010 年 4 月 8 日

目录

肿瘤检查方法面面观

肿瘤高危人群检查须知

各类肿瘤的检测与诊断

肿瘤检查方法面面观

目前检查肿瘤有哪些手段？

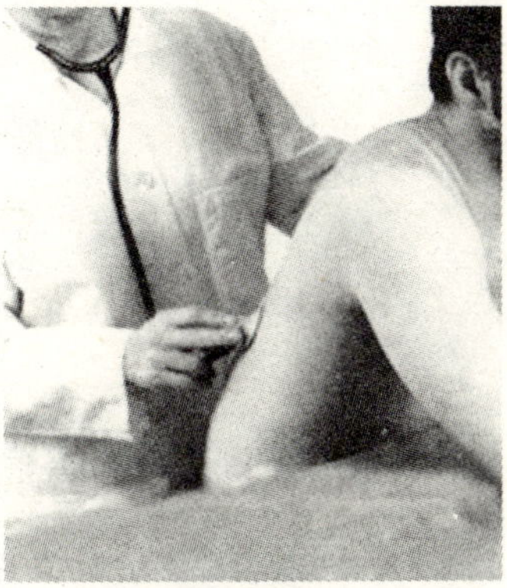

体格检查

肿瘤检查通常有以下几种手段：

◎ 全面细致的体格检查。包括视、触、叩、听，可对某一系统的肿瘤得出一个初步的判断。

◎ 实验室检查。包括三大常规、肝肾功能、肿瘤标志物、各种重要蛋白质、重要酶类、各种抗原抗体、脱落细胞学检查、骨髓穿刺术、光敏技术检查、热图像检查、流式细胞分析术检查、基因分析、免疫组化等。

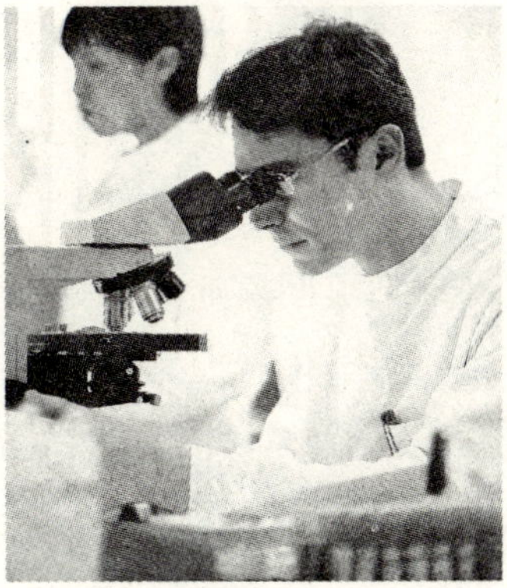

化验检查

◎ 特殊检查。包括X线摄片、CT扫描、核磁共振(MRI)成像、放射性药物显像(ECT)、放射免疫显像、超声诊断、内窥镜检查、病理学检查等。

实际检查中应根据各个系统肿瘤的适应症而选用各种不同的检查方式，但肿瘤的确诊最后还需依靠细胞学和组织病理学检查。

如何看肿瘤的体检报告单？

首先是将体检报告单上的肿瘤标志物检测值和正常参考值做对比，如果有非常明显的增高，则提示有患癌症的可能，此时，可结合 PET-CT、全身扫描等检查来帮助诊断。对于肿瘤体检报告单上的轻微异常也不应忽视，需要隔一两个月就去医院进行复检，以尽早排除癌变的可能。当检测值出现持续性升高时，应该考虑是否由癌变的发展所致，如无明显的升高，则以良性病变居多，如器官炎症等。还需要提醒的是，如癌症患者手术后发现标志物持续增高，就要考虑复发的可能性。

有部分肿瘤标志物的正常参考值可随年龄出现变化，如前列腺特异抗原 PSA 等，所以，当报告提示异常的时候，应请医生帮助解读。

医生说的肿瘤标志物是什么，常见的有哪些？

肿瘤标志物是指在肿瘤的发生和增殖过程中，由肿瘤细胞本身所产生的或者是由机体对肿瘤细胞反应而产生的一类物质。当机体发生肿瘤时，血液、细胞、组织或体液中的某些肿瘤标志物水平就可能会相应地升高。肿瘤诊断中，虽然病理诊断是肿瘤诊断的“金标准”，但是由于肿瘤标志物检测简便易行，对人体伤害也小，仅需要血液或者体液就可以检测到早期癌症的踪迹，因而常作为肿瘤诊断的重要辅助手段。常用的肿瘤标志物有以下几种：

甲胎蛋白（AFP）：是一种非常常见的肿瘤标志物，可以检测出 80% 以上的肝癌及大部分的生殖器肿瘤，如卵巢癌等。

癌胚抗原（CEA）：指标升高预示着结肠癌与其他消化道肿瘤，而且越是癌症晚期，肿瘤体积越大，CEA 数值越高。

糖基抗原 19-9（CA19-9）：是胰腺癌、胆管癌的诊断和鉴别指标，肝癌、胃癌、食道癌、部分胆管癌患者的该指标亦可见升高。

糖基抗原 125（CA125）：常用于卵巢癌的诊断，子宫内膜癌、胰腺癌、输卵管癌患者的该指标也有轻度升高。

糖基抗原 15-3（CA15-3）：用于乳腺癌患者的诊断，尤其对于转移性乳腺癌的早期诊断有重要价值。

前列腺特异抗原（PSA）：是前列腺癌的特异性标志物。

β_2-微球蛋白（β_2-MG）：是淋巴细胞白血病、B 淋巴细胞肉瘤、多发性骨髓瘤及肝、肺、胃肠道、卵巢、乳腺、胰腺等实体性瘤的标志物；肾小球疾病患者血清 β_2-MG 指标升高，肾小管疾病患者尿 β_2-MG 指标升高。

铁蛋白（Ferritin）：血液造血系统肿瘤、肝癌、生殖细胞癌、乳癌、肺癌、“再障”、“溶贫”结缔组织病患者的该指标升高，缺铁性贫血患者的该指标下降。

（引自吴建民《肿瘤标志物检测的影响因素和应用原则》）

故事链接

孙老师是位知名书法家，工作生活都很如意，经济上也比较富足，唯一的遗憾就是患有慢性乙型肝炎。他是读书人，平常了解一些医学知识，知道乙肝日久极容易转变为肝癌，于是每隔几个月就去做一次体检。一天，他体检结束后神色恐慌地来到他一个医生朋友的面前，说：“这下我完了，我得了肝癌了！”朋友问他：“你怎么知道？”他递过化验单说：“你看，我刚做完检查，血中甲胎蛋白升高，甲胎蛋白只有患了肝癌的人才会增高。”医生朋友接过化验单一看，AFP（甲胎蛋白）35 个单位，是高出了正常指标。医生朋友安慰他说：“不要急，先去做个 B 超探查一下，看看肝脏是不是有肿块。”不一会儿，孙老师查完 B 超回来。报告上只是写有肝脏光点较密，脾脏增大，并未发现肝脏肿块。医生朋友说："我看不像肝癌，如还不放心就去做个肝脏核磁共振检查。"一天后，报告下来仍未发现肿瘤，只是诊断孙先生患有肝硬化。其实很多病人不知 AFP 增高不但可诊断肝癌，也可见于肝硬化病人。只是一般肝硬化病人 AFP 增高的数值不大，而肝癌往往 AFP 增高数值较大，常达几百或一千以上。果然，孙老师按照医生朋友的说法，开中药调治并加以生活保养，现已几十年了未见肝癌发生。

肿瘤标志物是阳性，一定是癌症吗？

现今所知的肿瘤标志物绝大多数不仅存在于恶性肿瘤中，也存在于良性肿瘤、胚胎组织，甚至正常组织中。因此，某些肿瘤标志物的特异性比较差，也就是假阳性率和假阴性率比较高。体检发现肿瘤标志物呈阳性，可能是恶性肿瘤，也可能不是。如果体检发现某个或某几个肿瘤标志物的水平持续升高，那么应提高警惕，需要进一步进行 CT、B 超等检查。目前，由于特异性 100% 的肿瘤标志物仍然没有找到，每种肿瘤标志物都有一定的假阳性，因而肿瘤标志物只是肿瘤的辅助诊断指标。

引起假阳性的因素有：

- 良性疾病，如炎症性疾病会使一些肿瘤标志物增加。肝脏患良性疾病时，AFP、CA19-9、CEA 和肿瘤多肽抗原（TPA）水平均会升高；肾功能衰竭时，β_2-MG、CA15-3、CA19-9、CEA 和 PSA 水平均会升高。
- 有一些生理变化，如妊娠时 AFP、CA125、人绒毛膜促性腺激素（HCG）的水平也会升高。前列腺穿刺、前列腺按摩、直肠镜检和导尿后，血液中 PSA、前列腺酸性磷酸酶（PAP）的水平也可升高。
- 胆汁淤滞、胆道排泄受阻、肝肾功能异常时，血液中 CEA、GGT、

ALP 水平可升高。

◎ 操作中标本交叉污染，特别是某一患者肿瘤标志物水平很高，有导致周边患者假阳性的可能。

◎ 操作中标本被汗液、唾液污染会使鳞癌细胞抗原（SCC）测定结果升高。

◎ 风湿病时 CA19-9 浓度可增高。

由此可见，肿瘤的诊断不能单独依靠肿瘤标志物的检查。单次肿瘤标志物水平升高的意义并不大，只有动态的持续升高才有意义。此外，对于恶性肿瘤患者来说，任何一种恶性肿瘤都没有绝对特异的肿瘤标志物，针对不同的疾病和不同的患者可以用不同的肿瘤标志物作为其疗效监测的指标。当肿瘤经治疗有好转或因肿瘤复发转移而病情恶化时，这些肿瘤标志物水平的变化可以作为参考。

（引自《中华检验医学网》）

故事链接

佳佳和老公打算要个虎年的宝宝。在“造人”之前，两人决定做个全面的身体检查。到体检中心一看，体检项目真不少，他们思来想去选了一套包含了肿瘤标志物检查的套餐。没过多久，体检结果被送到两人手中，佳佳一看傻了眼，报告单上说佳佳的 CEA、CA50 和 CA19-9 等多个肿瘤标志物指标升高，临床高度怀疑她患有消化道肿瘤，建议她做进一步检查。

两人一夜未眠，第二天赶紧到肿瘤医院挂号看病。医生的一席话让本以为被判了“死刑”的佳佳松了口气。原来，肿瘤标志物除了与肿瘤有关之外，还会受很多因素的影响：怀孕、炎症、吸烟，甚至与宠物接触得太亲密等都可能导致肿瘤标志物水平升高。医生对佳佳进行了胃镜、肠镜、CT、MRI，甚至全身 PET-CT 扫描检查，但并没发现肿瘤。虽然如此，医生还是建议佳佳定期复查。奇怪的事情发生了，每次查肿瘤标志物，结果依然偏高，但再做其他检查却又发现不了问题。佳佳为此被折腾得寝食难安，整个人瘦了一圈。

一次，佳佳无意间向医生抱怨："我最近连家里养的猫猫都没心情喂了。"这句话引起了医生的注意。细问之下才知道，佳佳特别喜欢宠物，家里养了两条狗、3只猫，每天与这些宠物同吃住，关系密切。医生认为佳佳肿瘤标志物指标偏高很可能与宠物有关，建议她与爱犬、爱猫暂时隔离，3个月后再复查。3个月后，佳佳如期到肿瘤医院复查，结果原来偏高的肿瘤标志物指标全部恢复正常。

是否每个肿瘤病人都要做CT检查?

CT检查是X线束对身体需要检查的部位进行多方位扫描，再经数字模拟转换器将采集的信息转换成图像显示在电视荧光屏上或者拍成胶片。与普通的X线检查比较，CT检查可直接显示普通X线检查所无法观察到的身体内部组织结构和病变，还可测量各种组织的密度值，为诊断提供更多的信息。CT检查已成为诊断体内各部位肿瘤的一个极其重要的手段，在肿瘤的早期诊断、鉴别诊断和肿瘤治疗后的随访中，CT都起了非常大的作用。

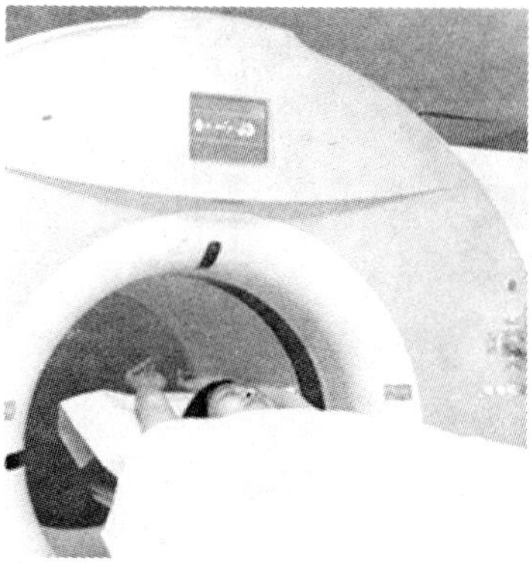

CT 检查

但CT检查并不是全能的，对肿瘤的诊断也受到一定的限制：如对胃肠等空腔脏器进行肿瘤检查时，由于肠壁较薄，加上消化道内气体和消化液及食物残渣的影响，往往给诊断带来很大的困难，尤其是对早期肿瘤的发现更难；其次，由于 CT 扫描需要一定的时间，常因受到某些脏器生理运动的影响形成伪影而影响观察；第三，对某些与正常组织密度相同的偏良性肿瘤，往往难以诊断。

所以 CT 并非对所有的肿瘤都是最好的检查方法。不同系统的肿瘤有其不同的检查方法，而且 CT 检查费用高，如普通 X 线摄片或其他方法能够确诊，就不一定非要行 CT 检查。因此并非每个肿瘤病人都要做 CT 检查。

故事链接

几十年前，江苏某县有个农民王大爷，听人说医院里有个机器很奇妙，人朝机器面前一站，五脏六腑都能看得一清二楚，什么病都能查出来，俗称“照镜子”。其实，王大爷所听说的这种机器就是 X 光机。

一日，王大爷觉得身体不适，来到县城医院，一上来就对医生说：“医生，能不能帮我照镜子查一查。”他说的照镜子就是 X 光机检查。医生问他：“你哪里不舒服，要照哪里？”王大爷说：“我全身多处不舒服，最好把我全身照一下。”医生笑着对他说：“X 线照全身有些部位照不见，即使能照见，这种光对人体有害得很，你身体吃不消。”

其实王大爷不知道，X 线只是对内脏器官的形态变化检查有专长，如哪里骨头断了或多长出一块，哪里有积水、炎症、肿块、气泡等；而对没有器质改变（指人体“零部件”损坏、变形或增多）的疾病，如单纯失眠、胃口不佳、疲劳、精神忧郁等，则检查不出。其最大的缺陷就是对脏器深层部位看不清楚。例如，照头部只能显示出头颅骨围成的葫芦状的影子，对于头颅深部出现的问题就模糊一片，难以辨识。且 X 光线照多了对人体还会有很大的伤害。因而 X 线透视检查不是万能的，也不是十全十美的。至今，科技从 X 光机时代向前发展了几十年，以前的 X 光机不能解决的难题，终于在今天得到了解决。这就是现在在医院中广为使用的 CT

检查。

CT是在X线检查的基础上发展起来的一种新式医疗检查机器。CT机发出的X光是一排扁光。我们知道光穿透进体内时，由于身体有的地方是骨头，有的地方是皮肉，有的地方是血管，有的地方是液体，有的地方是空气等，其密度各不一样，光遇到的阻力也各不一样，有的光被吸收，有的光再反折回来。把这些信息用计算机处理成像，就得到被检查部位的剖面图。就如同切西瓜，老式的X光机只能看到西瓜里有些模糊种子的一个圆球状物，而CT则是把西瓜剖成一片一片的给你看，哪几片种子多哪几片种子少，种子和瓜瓤的大小、形状如何都能看得一清二楚。这样就较原来的X光机大大地前进了一步。如过去查头颅有无肿瘤、有无出血很难办，现在有了CT马上就可以解决了。近年CT已经发展到更加精细阶段，有一种检查称为PET-CT，它能够准确显示人体各器官的生理代谢情况和解剖结构，并实现医学影像学的"四定"目标，即：定位、定性、定量、定期。病人如花费七八千元检查费，PET-CT就能从头到脚把你全身检查一遍。不知道王大爷有没有随着科技的进步而了解CT。现在我们可以告诉他，只要他身体有需要又愿意花钱，用PET-CT倒真可以把他全身给照一照了。

什么叫核磁共振成像（MRI）？对肿瘤诊断有何帮助？

核磁共振是70年代发展起来的新技术。其基本原理是将人体置于特殊的磁场中，用无线电射频脉冲激发人体内氢原子核，引起氢原子核共振，并吸收能量。在停止射频脉冲后，氢原子核按特定频率发出射电信号，并将吸收的能量释放出来，被体外的接受器收录，经电子计算机处理获得图像，这就叫做核磁共振成像。

由于人体内氢原子核分布最广，且不同组织、不同器官的含氢量不同，同一组织内正常的部位质子密度也有差异，因此临床上核磁共振是通过检测人体中氢原子核的质子来得到图像的。核磁共振成像分辨率较高，尤其是在脑、胸、四肢及肝、胆、胰等部位的成像清晰度超过 CT，对这些部位肿瘤的诊断有较大帮助。

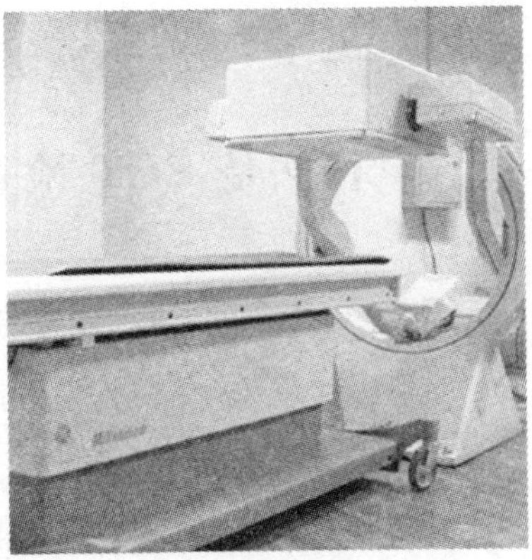

核磁共振检查机

在肿瘤检查中，核磁共振(MRI)比 CT 好吗?

CT 与 MRI 是两种截然不同的检查方法。MRI 在很多方面优于 CT。CT 只能做人体横断面的扫描成像，而 MRI 可做横断、矢状、冠状和任意切面的成像；CT 只能辨别有密度差的组织，对软组织分辨力不高，而 MRI 对软组织有较好的分辨力，且无放射性损伤和骨性伪影，在脊髓、脊柱疾患，肾、膀胱、肾上腺、妇女盆腔与生殖器官疾病，骨关节和软组织疾病等方面已被证明是最安全、方便、精确的影像学诊断方法。此外，MRI 还适用于五官、头颈部、肺、心脏大血管、肝脏等部位疾病的诊断，尤其是病灶较小而用其他方法难以确诊的病变，如肌肉、脂肪、软骨、筋膜等处的病变。

但是，MRI 也存在不足之处。它检查费用昂贵，检查时间长，空间分辨率不及 CT。特别对体内装有心脏起搏器、动脉瘤夹、金属假肢、眼球金属异物及体内弹片残留者，不能进行 MRI 检查，以避免因磁体的吸引力而引起金属异物的移动损伤脏器和血管。另外，3 周内有过心肌梗死的病人、癫痫病人以及妊娠 3 个月以内的孕妇也不宜做 MRI 检查。

什么是ECT检查，在诊断肿瘤方面有什么优势？

ECT是一种利用放射性核素的检查方法，是早期发现肿瘤的“千里眼”。它能够在受检查者完全处于生理状态下时进行检查，更直观地显示脏器的形态、位置、大小，确定脏器内有无肿瘤存在，肿瘤的准确位置、大小、范围如何，血流供应，脏器功能及组织形态有无变化，对临床诊断、肿瘤病程分期、治疗方案拟订、疗效随访、预后评估均有很大实用价值。

ECT克服了平面显像对脏器、组织重叠造成的小病灶掩盖，提高了对深部组织病灶的阳性检出率，它能比X线、CT、核磁共振提早3～6个月发现肿瘤骨转移。

人体全身骨骼及各种脏器都可以用ECT检查，只要根据不同的“靶器官”选择不同的放射性药物引入体内即可。

超声波检查可以诊断肿瘤吗？

超声波检查是一项安全、简单、迅速的诊断方法，包括A型超声波检查、B型超声波检查和彩色多普勒超声波检查，目前临床上最常用的是B型超声波检查。超声波检查有如下作用：

◎ 发现肿瘤所在的部位，即位于何种脏器和组织，原有的正常组织或器官有无破坏或受挤压而移位。

◎ 了解肿瘤与邻近组织器官的关系。

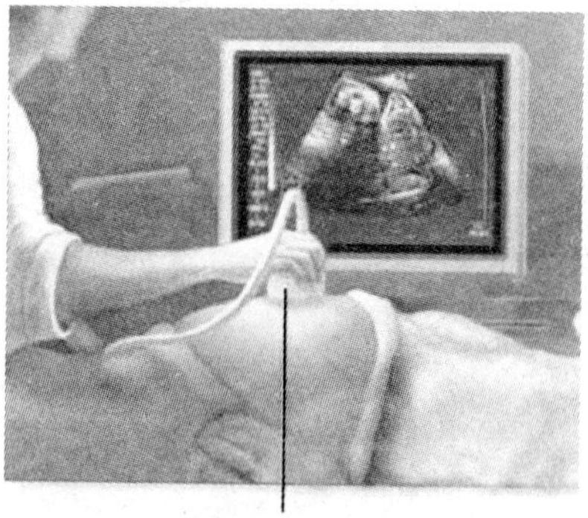

超声波检查

- 测定肿瘤的大小，判断肿瘤的治疗效果。
- 明确肿瘤的数目。
- 对疑为恶性肿瘤者，尚可探测有无胸水、腹水，邻近淋巴结有无肿大或转移，并可在超声引导下进行各种穿刺、治疗和取活组织检查。

超声波检查属于影像学诊断的一种，是物理学诊断的方法，不是细胞学水平的诊断，虽然有其优点和特殊性，但也有局限性。

为什么要抽胸水、腹水进行检查？

胸水、腹水是恶性肿瘤常见的并发症之一，凡疑有恶性胸水、腹水的患者均应做胸腔或腹腔穿刺，对抽出的胸水、腹水进行常规、生化、染色体、细菌培养、组织学或细胞学检查。约有 2/3 的病人可以通过胸水、腹水检查作出定性诊断。肿瘤引起的恶性胸水或腹水中癌胚抗原大都高于 12 微克/升，而良性者则较少有癌胚抗原升高。胸水或腹水检查还可用来对疗效进行判断和引导临床医生对治疗方案进行选择，如临床上常根据细胞学检查是否转阴来衡量治疗的效果及缓解的程度。所以胸水、腹水检查对恶性肿瘤的诊断和治疗有着十分重要的意义。

但是，出现胸水、腹水不一定都是得了恶性肿瘤。引起胸水、腹水或心包积液的原因有很多种，许多其他疾病如肺炎、结核病、心力衰竭、肝脏疾病、自身免疫性疾病等都可以导致胸水、腹水或心包积液的产生。常见的疾病如结核性胸膜炎就是以出现大量胸水为症状，经过正规抗结核治疗和反复抽去胸水能够痊愈。因此，出现了胸水或腹水，不要惊惶失措，要积极配合医生，通过各种检查，如血液化验、胸腹水化验、X 线检查（必要时做 CT 或磁共振检查）等及时诊断和治疗原发疾病。一旦导致胸水或腹水产生的原发疾病得到及时治疗，再通过治疗性抽吸胸水或腹水，胸水或腹水会很快消失，恢复正常。

故事链接

上海某学校的一位吴老师，平时身体就很弱，并且患有肝炎。一日，他忽然发现自己肚子大了起来，只有几天功夫就大得不得了，且腹中很胀，脚也有些肿。他觉得不妙，来到医院检查，很快结论下来了，原来腹部有大量积水。经进一步检查，原来吴老师的肝病已经演变成肝硬化和肝癌。

肝硬化和肝癌怎么会出现腹水呢？其原因有如下几点：其一，肝硬化后肝脏“板结”，大量门静脉中应该流入肝脏的血流不进去，导致腹腔血管压力增大，循环不佳，而使应该通过血液循环带走的水出不去，在腹腔中停积下来；其二，肿瘤长大压迫周围血管组织，血液难流出去，血中水渗到外面，出现局部水肿；其三，肝脏是制造蛋白质的一个脏器，肝病日久，蛋白质特别是白蛋白生产能力下降，而白蛋白能够影响血中渗透压，使血中水液不至于向外渗出，长期肝病导致白蛋白生产不足，不能维持血中一定的渗透压，导致水流入组织、腹腔，形成水肿、腹水。胸水产生的道理和腹水相似，多由于肿瘤压迫导致局部水肿，或白蛋白低下，血中渗透压改变引起。当然，一些炎症也会引起组织渗水而形成胸水、腹水。由于肿瘤细胞会脱落到胸水或腹水中，所以肿瘤病人需抽取胸水、腹水检查才能从中找到癌细胞，从而作出患有癌症的诊断。吴老师通过胸水和其他检查，确诊为右肺中部肺癌。胸水、腹水的治疗方法是：当水太多时，可抽水缓解症状，也可用中药祛水治疗，待腹水减少后则应针对原发病进行对应治疗。

做到肿瘤早知道，体检要查哪些？

做到肿瘤早知道，除了常规体检外，还必须配合专业的检查手段才能确定是否患癌。例如，有些早期宫颈癌患者的宫颈表面很光滑，肉眼观察并不能发现病变区域，如果不做宫颈细胞学涂片检查，很难发现早期癌。又如有的女性体检时只做 B 超，不进行妇科检查，这样很可能遗漏对子宫颈癌及阴道癌的筛查机会。还有的人拒绝肛门指检，而 70% ~80% 的直肠癌都是通过肛门指检发现的。下面介绍一下具体的癌症筛查方法：

体格检查。由于约有 75% 的癌症发生在身体容易发现的部位，因此全面的体格检查，包括望诊、触诊、叩诊、听诊等十分重要，常常能发现相当一部分肿瘤，并能对其性质作出初步的判断。

三大常规。血、大便和小便常规检查可以发现癌症的蛛丝马迹，特别是血常规出现异常，很可能是血液系统肿瘤的表现。

肝肾功能。可查出肝肾的功能状况，慢性肝炎和肝硬化患者必查。

肿瘤标志物。常用的有甲胎蛋白（AFP）、癌胚抗原（CEA）和糖基抗原 125（CA125）等，有间接提示作用，但不具特异性。

胸片。反映肺部情况，拍片时最好正位、侧位都拍，长期吸烟者必查。

B 超。腹部 B 超可查出腹部各脏器状况，慢性肝炎和肝硬化患者必查；盆腔 B 超可了解卵巢、附件等情况。

肠镜。长期生活不规律、暴饮暴食、有不良饮食习惯者必查。

肛门指诊。普查直肠癌的最简单方式，长期便血或大便习惯异常者必查。

哪些自我检查可以早期发现癌症的“蛛丝马迹”？

癌症患者在发病初期往往会出现某些症状，要经常做些自我检查，这有利于癌症的早期发现，便于早期治疗。如果出现下面几种情况，需提高警惕：

经常出现淋巴结肿大。需最少每月1次自行触摸颈部、腋窝、腹股沟等处，检查是否有肿大的淋巴结（一般认为，小于花生米大小的淋巴结属于正常），肿大的淋巴结质地如何，是否固定，有无压痛。

长期咳嗽时，应注意咳出的痰中是否有血丝掺杂，注意咳嗽的时间、胸痛的部位、血量的多少、血丝的颜色等。

食欲不振并出现消瘦、上腹痛时，若伴有恶心、呕吐，要注意观察呕吐物中是否带有黑褐色内容物，注意观察大便是否呈柏油样或带血，大便的形状是否有改变。

大小便习惯突然改变时，特别注意大便时有无疼痛感、下坠感及粪便的外形有无改变。小便时观察射程是否缩短，有无白色分泌物排出，有无血尿，会阴部是否有不适感等。

长期原因不明发热时，应注意测量体温，每日4次，早、中、晚、夜间各1次，连续3天，并做记录。必要时查血常规、血沉等。

男性应注意阴茎包皮是否过长，尿道口处是否有溃疡结节，阴茎冠状沟是否有易出血的菜花样肿物。

剧烈活动后出现四肢疼痛且活动受限制时，应注意四肢关节有无肿胀，皮下是否可触摸到肿物。若四肢长骨部位出现无痛性肿块，应及时去医院骨科就诊。

随时注意身体表面各部位的黑痣变化，看看是否在短时间内生长迅速、破溃。

◎ 早晚平躺在床上时可以双膝屈起进行自我腹部检查，用双手同时触摸左右上下腹部，随着呼吸的起伏检查腹部有无可疑肿块，此法常可早期发现腹部的肿瘤。

女性应该常做哪些自我检查来早期发现妇科肿瘤？

来自医疗机构的统计数据显示，目前宫颈癌、乳腺癌等妇科肿瘤已成为女性健康的杀手。这一结论给很多女性带来了恐慌感。下面介绍几种自查的方法，可以帮助女性了解自己的身体状况，如果已经出现下面的一种或几种症状，应及时到医院就诊：

◎ 查看是否有阴道异常出血。当出现绝经后出血、月经增多、接触性出血等症状时，常提示可能患有宫颈或宫体肿瘤、卵巢肿瘤等疾病。

◎ 检查白带是否异常。应查看白带有无颜色、性质、气味、量等方面的变化。如出现血性白带、米泔样或淘米水样白带时，应警惕宫颈癌的发生。

◎ 有无疼痛的感觉。一般肿瘤早期可无疼痛症状。当肿瘤生长到一定阶段，压迫或侵犯其他脏器时，可出现下腹部、腰背部、骶尾部疼痛、性交痛等症状。

◎ 是否有可触及的肿块出现。当肿瘤生长到一定程度时，病人可在体表触及。可在清晨空腹排解完大小便后，平卧于床，略弯双膝，放松腹部，用双手在下腹部由轻浅到重深进行按触。

基因技术诊断早期恶性肿瘤是怎么回事？

由于癌症晚期目前尚无有效的治愈手段，因此早期发现和早期诊断就显得格外重要。但实际上能够早期发现的癌症并不多,因为癌症早期往往是隐伏的,几乎没有症状,而一旦出现不适再进行检查几乎都已进入晚期了。

为了改变这种令人忧虑的现象,美国科学家利用最新的基因技术,通过对粪便样品进行化验,对直肠癌作出了早期诊断。研究结果显示:基因检查具有很高的符合率,可以早期诊断直肠癌,并能对健康人进行普查。

癌基因来自动物体内的正常细胞,平时跟许多基因一起存在于正常的细胞内,但有易变的特性。当受到某些外界因素的干扰时,癌基因就会发生突变引起癌症,因此被称为"致癌基因"。科学家们已找到了与乳腺癌、肺癌、白血病等多种癌症有关的几十种致癌基因。

PET 检查可发现哪些肿瘤?

PET 的检查方式是向人体内注射放射性药品,由人体向外发射射线,而机器将人体发射出的射线感应成图像。PET 主要用于肿瘤、心血管疾病和神经系统疾病诊断。PET 与 CT、MRI 的工作原理完全不同,虽然图像的精细程度不如 CT 和 MRI,但对于骨转移之类的病症检查效果更加明显。

目前,PET 可以早期发现肿瘤的原发、转移和复发病灶,鉴别肿瘤和瘢痕坏死组织,对肺癌、乳腺癌、头颈部肿瘤、结肠癌、卵巢癌、淋巴瘤和黑色素瘤等的诊断准确性都在 90% 以上。

为什么说肿瘤确诊要靠活体组织检查?

放射影像学、血液、超声波检查等各种癌症诊断方式只是"隔着肚皮猜闷儿”，要真正确诊身体里的异物是否为癌症，就必须在显微镜下直接看到癌细胞才“算数”。活体组织检查就是在可疑肿瘤的部位取下一小块活体组织，进行病理切片分析或者免疫组化，来鉴别肿瘤的组织学分型。这种检查不仅能观察单个细胞，还可以观察一小块组织的细胞排列、组织结构等情况，从而诊断病理类型、分化程度及病期等，用以指导治疗。病理活检是目前诊断癌症最可靠的方法。

做活体组织检查一般不会对人体造成危害。凡是进行活体组织检查的病人，都会及时得到病理检查结果，一旦诊断为恶性肿瘤，都会尽快进行治疗。所以，活体组织检查是实现早期治疗、提高治愈率的重要手段。

病理检查可根据肿瘤细胞分化程度的高低，将其恶性程度分为3级：1级为分化较好的高分化；2级为分化较差的低分化；3级为分化最差的未分化癌。一般来说，分化高的预后较好，转移少；分化差的预后也差。

故事链接

未做病理活检引发的截肢悲剧

一年前，小张偶然发现自己右大腿后侧有一个小肿块，不痛不痒，却越来越大。小张担心这个小肿块可能是“不祥之物”，于是到医院检查。果然不好，被确诊为“肌源性肉瘤”，属于癌一类疾病。经过手术和一段时间放疗，小张出院了。

出院后的小张受到家人很好的照顾，并且定期到医院复查，康复得很好。可在最近，他又到医院做了次检查，CT显示小张的右大腿内侧又发现肿块，医生告诉他是“肌源性肉瘤”复发了，并说必须锯掉这条腿，否则病向全身蔓延，后果不堪设想。在无可奈何的情况下，小张又住进了医院，并进行截肢手术。谁也没有想到，手术后病变部位切下的组织，经病理检查并不是原来的肿瘤复发，而是一个脂肪瘤，可以不必截肢。这是由于医生粗心大意，没有做细致的病理检查造成的。小张平白无故被切掉了一条腿，心中怎么也不能平衡。于是他向有关部门申请医疗鉴定，经专家认定，病理检查是肿瘤确诊的唯一手段，指出医院在手术前、手术中，未对患者做病理检查的情况下，就认定“确诊”并给患者截肢，存在严重的医疗过错，医院及有关责任人应对患者的损害后果承担赔偿责任。赔偿是赔了，可是原来正常的人却成了残疾，这机体和心理上的损伤恐怕是怎么也赔偿不了的。这就是未做病理活检引发的一大悲剧。

放射性检查对肿瘤诊断有什么作用？

放射线检查包括X线透视、X线平片、特殊摄影及各种造影检查。X线透视和X线平片是普通的放射线检查，对呼吸系统和骨胳系统的肿瘤能有个初步的判断。由于其简便、直观、廉价，尤其适用于这两个系统的肿瘤普查。特殊摄影和各种造影检查是对X线透视和X线平片不能直接显示清楚的肿瘤做进一步的检查，如消化系统肿瘤、泌尿系统肿瘤、脑血管肿瘤、肝内肿瘤及肺内肿瘤等。只有通过特殊摄影和造影检查，才能显示肿瘤的部位、形态、大小，以及鉴别其良、恶性。这两类检查尤其适用于CT和MRI都不能明确诊断的中空脏器肿瘤。

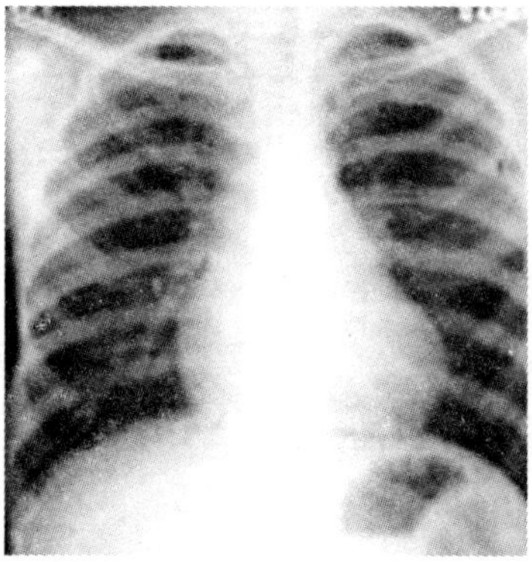

X线检查

肿瘤高危人群检查须知

哪些人容易被肿瘤“盯”上？

癌症是一种高发病，近年来发病率还在不断增加。对于癌症，每个人都会有一定的恐惧感。那么，什么样的人容易患癌呢？归纳起来有以下几种：

- 癌症病人的子女。肿瘤遗传学研究认为，人类某些癌症的发生与遗传因素有很大的关系，癌症病人的后代患癌的风险显著高出一般人群。

- 免疫功能低下的人。免疫功能是人体的一道屏障，它保护人体免遭疾病的侵袭，是人体的“保护神”。如果免疫系统发生障碍，不能识别、消灭癌细胞，人体免疫功能就要下降，癌症就可以乘虚而入，导致人体发生癌变。

- 生活习惯不良的人。生活习惯与疾病有一定关系，不良生活习惯可以导致癌症，这已经是人尽皆知的事实。例如经常饮酒、吸烟等，都是不良习惯，是导致发生癌症的最大隐患。

- 夫妻一方患癌。有资料表明，夫妻双方同时或先后患癌的现象，有逐渐增多的趋势，称为“夫妻癌”。专家认为，相同的不良生活方式为其祸根。

◉ 过敏体质的人。美国科学家曾做过一项调查，凡是患有哮喘和对某些药物或化学试剂过敏的人，比无过敏者更易发生癌症。有过敏史的女性罹患乳腺癌的几率比正常人要高 30%；有过敏史的男性罹患前列腺癌的几率比正常人高 40%。

◉ 精神负担过重的人。癌症多半发生于精神抑郁、情绪低落的人，心情舒畅、乐观豁达者发生癌症的几率要明显小于心情压抑的人。平时性格内向，长时间精神压抑，有重大精神创伤，都会使人体抗癌功能下降，发生癌症。

中医学认为什么体质的人更易患癌症？

中医认为体质因素与肿瘤的发生有着十分密切的关系。体质的不同反应出了人体正气强弱的不同。人体正气强盛，抗邪有力，则病邪难以入侵，不能发病；反之，正气不足，邪气偏盛，则可导致阴阳气血失调，气机逆乱，气滞血凝，从而导致疾病发生。如《外科启玄》在论述癌的发生时指出："四十岁以上，血气亏损，厚味过多所生，十全一二。"说明人体正气亏虚是肿瘤发病的内在因素，也是其他各种致病因素导致肿瘤发生的基础条件。所以，体质对疾病的发生、性质、病程、转归等都起着决定性的作用。

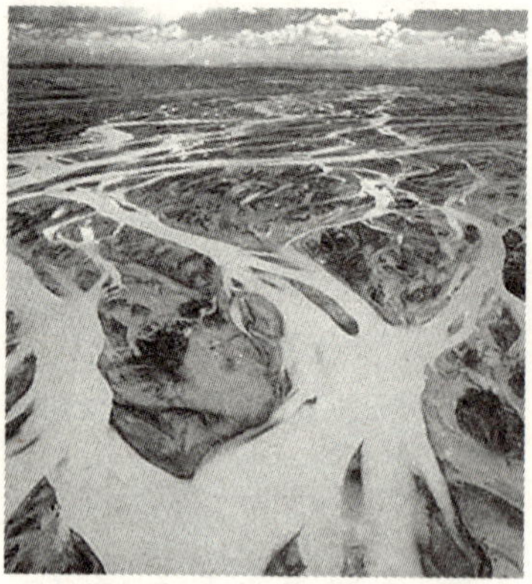
类似于河道淤塞的血瘀

传统医学研究发现，气虚、肝郁、瘀血、湿热 4 种体质的人，是肿瘤易感及易发人群。

◉ 气虚体质。流行病学调查研究发现，鼻咽癌的患者以气虚体质为主，究其原因可能是这种人机体免疫功能和抗病能力比较低下。气虚则痰阻，痰热瘀毒等集结于鼻窍，堵塞经络，日久则形成鼻咽癌肿。

◎ 肝郁体质。属这种体质的人女性偏多。因为很多女性心胸不够豁达，喜欢斤斤计较，稍有不顺就会心情抑郁，长时间下来就会出现肝气郁滞，不能条畅。临床发现很多癌症都与心情不畅、肝郁气滞有关，如乳腺癌、甲状腺癌、胆囊癌等。

◎ 瘀血体质。这种体质是指血脉相对不那么畅通，有点缓慢瘀滞，但是又达不到疾病的程度。"痛则不通，通则不痛"，因此瘀血体质很容易产生各种以疼痛为主要表现的疾病，而且疼痛较为持久、位置固定，而疼痛聚集、瘀滞时间久了就会生肿瘤包块。

◎ 湿热体质。这种体质表现为人偏胖，有的肚大腰圆，面色多红且泛着油光，面部易生痤疮，头发上总是油腻腻的，食欲较好，自己觉得内热，着衣偏少。这类人饮食上大都喜欢吃肉、喝奶、饮酒，喜吃辛辣油腻食物。肠癌、胃癌、胰腺癌等疾病常会青睐这类体质的人群。

故事链接

沪上某名医门诊时，凡遇到病人来就诊，他除了问病情外，还问病人平时饮食嗜好和每天休息的时间。

一天，在旁抄方的学生问老师："老师为什么要问这些？"老师对他说："你跟我门诊已经很长时间了，通过我对病人的问，有没有发现一些问题？"学生一时说不出来，名医说："我告诉你，通过问，我发现一个规律，凡内热的人大多嗜好吃肉、饮奶、吃辣且每晚睡觉偏迟，肠癌、胃癌大多好发于这类人群。"学生问老师："这是为什么呢？"老师说："外国已有研究证实，长年以牛奶、牛排为主食者，肠癌发病率较素食为主者高出许多。中国一些大城市肠癌发病率较农村高出许多，就是由于城里人吃肉、喝奶比农村人多的缘故。"学生问："肉类味美人人都喜欢吃，那么是不是不应该吃呢?”老师说:“也不是,关键是不能吃得多,吃多了,这些食物会在体内产生湿热,即西医所说的硫化物类的有毒物质,极易刺激消化道细胞癌变。”

除了多吃肉、奶和辛辣油腻的食物会在体内产生湿热外,熬夜、不按时休息等也会导致体内产生湿热。内有湿热,除了易生癌症外,还易生其他疾病。

根据现代医学,什么样的体质易患肿瘤?

现代医学研究表明,以下几种体质与癌症的发生关系密切:首先,是酸性体质。当人体的 pH 值低于 7.35 时就被称为酸性体质。因其利于癌细胞的生长、转移及扩散而被视为癌症滋生的温床,所以具有酸性体质的人其癌症的发病率较一般人高很多。其次,是燥红体质。这种体质的人,机体的新陈代谢处于异常亢奋状态,如遇到外界致癌因素的侵袭,其某些组织在内外因素的作用下就存在着发生癌变的可能。燥红体质的人常会表现出性情急躁、心烦失眠、大便秘结、小便黄少、舌质红等特点。再次,是过敏体质。这一体质的人常会患有哮喘、荨麻疹、食物过敏或其他变态反应性疾病。美国科学家调查了近 4 万人,发现凡是患哮喘病以及对药物或化学试剂等过敏的人,比无过敏史者更易患癌。最后,是晦涩体质。这种体质的人常常伴有体内微循环障碍,可表现为面色晦暗、舌质青紫、身体隐痛等。

此外,研究表明,体质具有先天性、个体性和可调性。虽然遗传是影响体质的主要因素,但后天环境(包括社会环境和自身内环境)对体质也有着至关重要的影响。只有充分认识体质的特征及其影响因素,制定个体化干预措施,及时纠正,才能远离疾病,使体质向健康方向优化发展。

知识链接

健康人的血液是呈弱碱性的，pH 值大概是 7.35 到 7.45 之间，一般初生婴儿的体液也都属弱碱性，但体外环境污染及体内不正常生活及饮食习惯使我们的体质逐渐转为酸性。体内酸性物质过多引起的病状很多，酸性体质者常会感到身体疲乏，记忆力衰退，注意力不集中，腰酸腿痛，四肢无力，头昏，耳鸣，睡眠不实，失眠，腹泻，便秘等，到医院检查又查不出什么毛病，如不注意改善，就会继续发展成疾病。

研究表明，长期摄入过多的酸性食物是导致人体酸性化的原因之一。那么哪些是酸性食物呢？其实在营养医学上所谓的酸性食品和碱性食品的定义，并不是以口感的酸碱来决定的，而是由食物经人体的消化、吸收、代谢后，所产生的酸碱性物质的多寡来界定。人类食物基本上分为五大类要素：蛋白质、脂肪、碳水化合物、维生素、矿物质。矿物质虽然只是微量，却是维系身体健康不可或缺之要素，食物的酸碱性，就是由食物中所含矿物质的种类及含量多寡比率而定的。鱼、蛋、肉类、乳类、甜食、油脂、五谷杂粮类食物含磷、氯、硫等元素多，在人体内代谢后产生硫酸、盐酸、磷酸和乳酸等酸性物质，于是便定义为酸性食物；而大多数菜蔬、水果、海带、豆类、海藻等含钙、钾、钠、镁、铁等元素较多，在体内代谢后呈现碱性，于是被定义为碱性食物。为了便于记忆，一般常见的有三类食物属于酸性：第一类是高蛋白食物，如动物的肉类、奶类等，因为蛋白质是由氨基酸组成；第二类是脂肪类食物，脂肪的组成就是脂肪酸，所以也是酸性；第三类就是甜食。此外，人体有自我调节自身 pH 值（酸碱度）的功能，健康人体内环境基本是中性的，略偏碱性。人体内环境的酸碱度还与情绪、生活习惯、运动等多种因素有关。

哪些人需要参加防癌普查？

那些具有某种易患癌症的内在因素的人群和长期处在某种易致癌因素环境中的人群，被称为癌症的高发人群，这些人最应该积极防癌。下面几种人都被视为癌症高发人群：

- 患有乙型或丙型慢性肝炎、肝硬化、慢性萎缩性胃炎、子宫颈炎、皮肤溃疡等疾病的人群。
- 有癌症家族史的人群。研究表明，有部分癌症具有明显的家族聚集倾向，如乳腺癌、胃肠癌、肝癌、食管癌、白血病等。
- 有不良嗜好的人群。如吸烟、酗酒、喜食过烫或过辣的食物等不良嗜好均有诱发癌症的可能。调查表明，长期吸烟的人易患肺癌、胃癌，而酗酒的人则易患食管癌、肝癌。
- 工作中长期接触易致癌物质的人群。工作中经常接触放射性物质、有毒物质，或者工作环境污染严重的人群，其患癌的几率比一般人要高出很多。研究表明，长期吸入工业废气、城市污染空气的人群更易患肺癌。
- 性格内向自闭、精神极度抑郁的人群。精神长期处于抑郁、悲伤、自我克制状态及内向的人群，易患癌症。

不明原因的消瘦会不会是癌症的先兆？

正常人减肥是一个逐渐变瘦的过程，如果在短期内出现不明原因的迅速消瘦，且伴有食欲不振、乏力倦怠等症状，可能是病理性消瘦，是罹患某些疾病的先兆。临床研究发现有几种癌症会表现为进行性消瘦，需要引起注意：胃癌早期往往没有特殊症状，但进行性消瘦却很明显；腹腔进行性增长的恶性肿瘤也会首先表现为消瘦；原发性肝癌的早期除有食欲不振、恶心、腹胀等消化道一般症状外，值得注意的信号就是进行性消瘦和右上腹肝区不适；消瘦也常常是白血病、多发性骨髓瘤、恶性淋巴瘤、恶性网状细胞病等造血系统恶性肿瘤的早期症状。所以，如果出现不明原因的消瘦，要及时到医院检查就诊。

哪些恶性肿瘤更容易遗传给后代？

现代遗传学研究证明，在全部恶性肿瘤中，有遗传倾向的仅占5%左右。虽说这些癌症的发生有家族性，但同时绝大多数又与不良的饮食习惯和环境因素密不可分，是多种因素共同作用的结果。所以，有肿瘤遗传家族史的人，如果后天改变自己的饮食生活习惯，同样可以减少或避免肿瘤的发生。经调查，以下几种癌肿有遗传倾向，需要注意：

◎ 乳腺癌。研究表明乳腺癌具有明显的家庭遗传倾向。如近亲中有一人患乳腺癌，其家庭患该病的几率比一般人高1～3倍。

◎ 结肠癌。尤其患有家庭性多发结肠息肉瘤的病人，其发展为肠癌的几率极高。如果父母有一人因患有多发结肠息肉瘤而导致结肠癌，那么其子女中可能会有近半数的人患上同类癌症。

◎ 肺癌。遗传因素对肺癌的发生也起着一定作用。日本学者调查证明，有肺癌家族史且吸烟的女性，患病风险是无家族史且不吸烟者的5倍多。

◎ 视网膜母细胞瘤。目前医学已经证实，视网膜母细胞瘤与遗传缺陷有关。这种瘤好发于儿童，且恶性度极高。据日本统计，有1/3视网膜母细胞瘤的发生与遗传有关。

掉牙是肿瘤先兆吗?

日本研究人员指出,牙齿脱落比较早的人,其患有食道癌、肺癌、头颈癌的几率要比正常人高出很多。造成这一现象的原因,可能与长期口腔不洁有关。由于长期的口腔不清洁引发的细菌感染和炎症,很容易对牙齿健康造成损害,并导致牙齿脱落,从而影响人体的健康,有利于癌症的发生。此外,研究人员还指出,牙齿脱落与癌症危险的关联可受年龄和性别因素的影响,如女性和 70 岁以下人群发生食道癌和头颈癌的几率明显较高。

痒也是癌症的先兆吗?

瘙痒是一种很常见的皮肤现象,然而据国内外医学界观察,痒与内脏恶性肿瘤有着密切的关系,可能是某些癌症的先兆。这是因为,肿瘤细胞在生长过程中可产生组织胺、蛋白内分解酶等生物活性物质,从而刺激皮肤感觉神经末梢引起瘙痒。如白血病、肺癌、食道癌等都可能伴有泛发性的皮肤搔痒或奇痒。所以一旦出现无原因的广泛性瘙痒或奇痒,应该警惕是否出现癌变。如鼻孔奇痒,往往是脑肿瘤的特有表现;肛门奇痒,有可能是直肠、乙状结肠癌的表现等。

但是,需要指出的是,由癌症所导致的痒具有一定的特点。突然出现无原因的顽固性瘙痒,皮肤表现正常却出现奇痒且用止痒药症状不见缓解等情况时就提示可能有癌变的发生。

与饮食明显有关的癌症有哪些?

科学家经过大量社会调查与科学分析后得出结论：全世界所有癌症中大约1/3是吃出来的。其中与饮食有密切关系的主要是消化系统的癌症，如食管癌、胃癌、肝癌、直肠癌等。

食管癌。研究表明，不良的饮食习惯及食物是导致食道癌发生的危险因素之一。如长期食用腌制和变霉的食物，喜食过热、过辣的食物，喜食油炸、烧烤类食物，酗酒等都与食管癌的发生有着密切的关系。有研究指出，如果每天进食高温度热食一次，连续25天，就会出现食管黏膜上皮不典型性增生，从而诱发癌变。

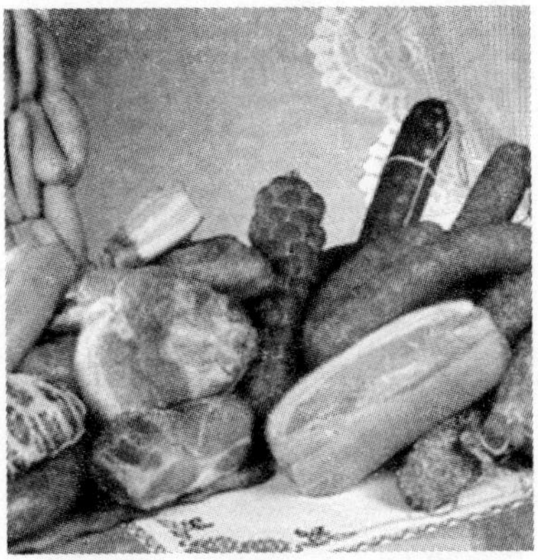

熏腊食品

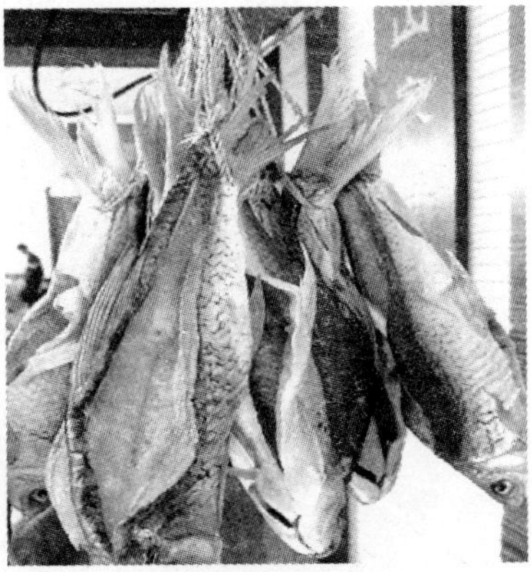

咸　鱼

胃癌。据国内外流行病学研究，下列因素与胃癌发病有关：

不良的饮食习惯、大量食入致癌物可以诱发胃癌的发生。研究表明，长期食用霉变或被污染的食物、熏烤类食品、煎炸类食物、腌制的食物，酗酒及饮食不规律等不良的饮食习惯都会极大增加胃癌的发生几率。特别是食品在熏烤过程中会产生大量多环芳烃化合物，其中的苯并芘等是强致癌物质。此外，蛋白质在高温熏烤过程中也会产生致癌的成分。

饮水及粮食中硝酸盐、亚硝酸盐含量偏高。硝酸盐、亚硝酸盐在人体胃中可能与胺类结合，形成亚硝胺，这是很强的致癌物质。

酗酒。酗酒会损伤胃黏膜，引起慢性胃炎。另外，酒精会促进人体对致癌物质的吸收，损害和减弱肝的解毒功能。

◎ 肝癌。肝癌的发生与饮食的关系如下：

食物中农药的污染。江苏启东是我国的肝癌高发区，早先的科研认为此地区肝癌之所以高发可能与该地区粮、油、食品受黄曲霉毒素污染有关。后来，发现同样食用受黄曲霉污染的粮、油等的相邻地区肝癌的发病率并不如启东那么高，那么其原因究竟何在呢？原来与该地区是产棉区，大量使用农药有关。抽样检查发现启东空气、水和食品中农药的残留量均明显高于其他地区。

乙型肝炎病毒的传染。肝炎病毒主要是通过饮食和未消毒的餐具传染给健康人的。部分慢性肝炎病人会发生肝癌。

酗酒。酗酒明显损伤肝脏，会导致营养不良、肝硬变，在这基础上会发展成肝癌。

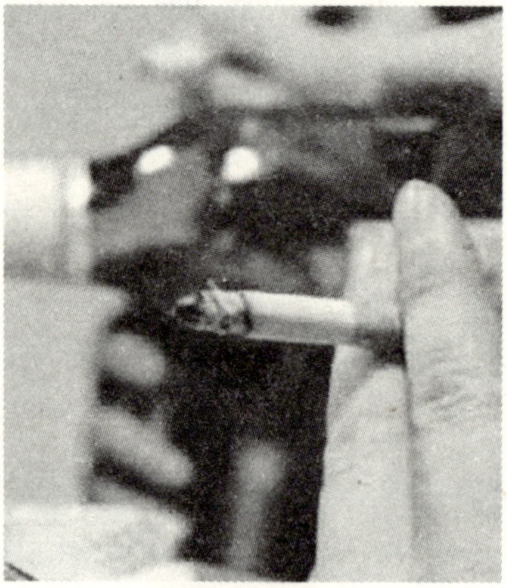

烟　酒

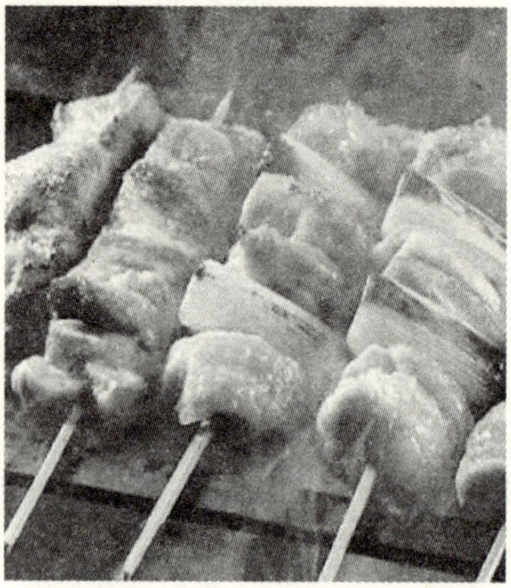

烤　肉

◎ 结肠、直肠癌。结肠、直肠癌的发生与饮食的关系如下：

高脂肪膳食。吃高脂肪膳食的人群，其结肠、直肠癌的发生率比吃低脂肪膳食的人群高，这在动物实验中已得到证实。

膳食纤维不足。日常饮食中植物纤维素多的人群肠癌的发病率明显低于少食膳食纤维的人群。

淋巴结肿大是长肿瘤了吗？

“淋巴结肿大是不是长癌了？”这是一些病人常常向医生提出的问题。要弄清这个问题，首先要从淋巴结的结构和功能说起。

人体的循环系统由血液循环和淋巴循环两大系统组成。淋巴循环系统由淋巴管、淋巴结、脾脏、扁桃腺和一些内脏的淋巴组织构成。如果把淋巴管比作“铁路”，那么淋巴结就是“火车站”，星罗棋布于淋巴管道系统中。有人将淋巴结称做人体的“边防哨所”，侵入体内的细菌、病毒等微生物，癌细胞及其他有害物质都要经淋巴结滤过，淋巴结能把它们“扣押”起来或吞噬掉，使“敌人”不能长驱直入。同时，淋巴结又能产生抗体，提高身体的抵抗力，对人体起重要的防御保护作用。不少人因为摸到肿大的淋巴结而就医，担心是否长了肿瘤，其实很多病都可引起淋巴结肿大，最常见的是淋巴结炎、淋巴结核、淋巴结转移癌和恶性淋巴瘤。它们各有特点：

◎ 淋巴结炎。当患咽炎、扁桃体炎或牙周炎时，出现颌部或颌下淋巴结肿大、疼痛，皮肤也会变红发热；脚部感染化脓时，大腿根部淋巴结发生肿痛，这些都表示淋巴结在发挥“哨所”的防御作用。

◎ 淋巴结核。多发生在颈部，常出现成串的淋巴结肿大，可彼此融合在一起，也常和皮肤粘连，时间久了有时可穿破皮肤，形成窦道。淋巴结核患者可伴有低热，午后面颊潮红。用抗结核药物有效，淋巴结可逐渐缩小，溃疡愈合。

◎ 淋巴结转移癌。一般增长比炎症慢，摸起来很硬，像石头，且不红不痛，不经治疗不会缩小。

◎ 恶性淋巴瘤。为颈部、腋下、大腿根部淋巴结肿大，一般不红不痛，摸起来有弹性如橡皮样的感觉。有的也可发生在胸腔或者腹腔淋巴结，引起呼吸困难或腹痛、腹部肿块，也可发生在胃肠淋巴组织，产生胃肠症状，如腹痛、呕吐、腹泻或胃肠道梗阻。恶性淋巴瘤常常是多个部位淋巴结肿大，有时肝脾也肿大，晚期还常有全身症状如发烧、盗汗、消瘦等。

实际上淋巴结肿大的原因很多。有时单靠症状和检查淋巴结的性状很难明确诊断。常需要通过做一个小手术，取出有病的淋巴结进行病理检查才能确诊。病人应和医生配合，接受检查，以免延误治疗。

故事链接

不可小视的淋巴结肿大

林先生小时候体弱多病，隔一段时间就要发热、咳嗽一次，而且每次生病时颌下的淋巴结就会肿大、疼痛。每到这时，妈妈就会给他吃几天消炎药，很快淋巴结肿大就消退了，所以林先生一直认为淋巴结肿大没什么大不了。后来年纪大了，有时淋巴结又肿大时，他就自己买点消炎药服用，也能奏效。久而久之，他就把这点“小事”不看作一回事。

一年前，林先生无意中发现左颌下出现一个拇指大淋巴结，而这次出现淋巴结肿大时却没有发热、咳嗽等症状，而且淋巴结没有疼痛的感觉。他还是服了消炎药，但这次淋巴结却没有缩小。他心里有点纳闷，但也没当回事，心想过两天大概就会好了。

可是不久后，肿物越来越大，林先生有点担心了，于是到医院耳鼻喉科检查，医生为他做了间接鼻咽镜检查，未发现明显肿物，按咽炎给他开了一星期的药物，嘱他如服药后淋巴结还肿大，要继续观察。服药几周后，淋巴结未见缩小，颈部肿物继续在长大，林先生心慌了，来到肿瘤医院就诊。

经鼻咽纤维镜检查，发现左侧咽隐窝的一个角落生长有一个小肿物(间接鼻咽镜检查刚好无法发现)，经过病理活检，确诊为鼻咽低分化鳞癌，经鼻咽CT扫描发现，肿瘤已经侵犯左侧整个咽旁间隙了，病情已进入了中晚期。

林先生此时万分后悔，马上住院治疗。经过两个月治疗，鼻咽和颈部肿物总算完全消失了，但医生嘱他应多随诊复查，及时观察是否出现复发或转移，及早处理。林先生感叹道："淋巴结小视不得！"

各类肿瘤的检测与诊断

颅内肿瘤

脑癌的前期征兆是什么?

生于颅内的肿瘤统称为脑瘤或脑癌,它可发生于任何年龄,以20～50岁为最多见。近年来,颅内肿瘤发病率呈上升趋势,逐渐引起人们的注意。脑癌视其病理类型,发生部位和生长速度差异很大,但是它们都有共同的前期征兆:颅内压增高,局限性病灶症状,进行性病程。

颅内压增高者可表现为持续性头痛,阵发性加剧,恶心,呕吐,视力下降,精神或意识障碍,严重者还会出现呼吸异常、脉搏减慢、血压升高等症状。

局限性病灶主要取决于肿瘤生长的部位,主要从精神状况、感觉障碍的具体表现、视力变化等方面来判断到底哪些部位是潜在的肿瘤病灶。

进行性病程,是指肿瘤早期或不出现压迫症状,随着瘤体的增大,临床常表现不同程度的压迫症状。根据肿瘤生长部位及恶性程度的高低,肿瘤增长的速度快慢不同,症状进展的程度亦有快有慢。

颅内肿瘤的检查方法有哪些？为什么说 CT 和 MRI 检查是首选方法？

颅内肿瘤的检查方法有多种，如：

- 电检查，包括脑电图及脑电地形图描记，脑诱发电位记录。
- 神经放射学检查，包括头颅 X 线平片、各种脑血管造影、脑造影、脑室造影等。
- 放射性核素脑扫描。
- CT 扫描。
- MRI 成像。

CT 扫描和 MRI 成像是目前颅内肿瘤的最佳检查方法。这是因为 CT 扫描时各种颅内肿瘤可产生不同的 X 线衰减度，从而在图像上表现为不同密度的病灶区。密度减低区可见于脑水肿、肿瘤囊变、软化或低密度肿瘤；密度增高可见于肿瘤质地较密、出血、钙化等。另外脑室系统的变形、移位亦可提示肿瘤的位置。注射造影剂可使病灶区的对比度加强，更有利于脑肿瘤的定位诊断。MRI 成像能显示人体组织的解剖结构图像及组织生化方面的改变，其比 CT 能提供更多有关病变的信息。近年来采用顺磁性物做静脉物注射能增强图像的分辨力，对提高诊断效果有很大的帮助。这两种检查均能准确、直观地显示颅内肿瘤的大小、形态、位置及与周围脑组织的关系，尤其是能显示直径小于 1 厘米的病症，大大提高脑瘤的检出率，所以说是目前检查的最佳方法。

怎样诊断颅内肿瘤？

颅内肿瘤为占位性病变，其临床表现主要有两大类：

◎ 颅内高压症状。有逐渐加剧的间歇性头痛，在清晨从睡眠中醒来时及晚间出现较多。多数出现在两颞，可涉及枕后及眼眶部。咳嗽、用力、喷嚏、俯身、低头等活动时头痛加剧。头痛剧烈时可伴有呕吐，常呈喷射性，严重者不能进食，食后即吐，可因此影响病人的营养状况。视乳头水肿为颅内压增高的客观体征，如存在则有较大诊断价值。除此之外，颅内压增高还可引起两眼外展神经麻痹、复视、视力减退、头晕、猝倒、意识障碍等。

◎ 局灶性症状。取决于肿瘤所在的部位，可出现各种各样的症状及综合征。发生于中央区的肿瘤表现为对侧中枢性面瘫、单瘫、偏瘫及偏感觉障碍；额叶肿瘤主要表现为精神症状，如淡漠、情绪欣快、无主动性，记忆力和理解力减退，大小便常不自知；顶叶肿瘤表现以感觉障碍为主，以定位感觉及辨别感觉障碍为特征，肢体的位置感觉亦减退或消失，因而可能有感觉性共济失调征；颞叶肿瘤有对侧同向性象限盲或偏盲；枕叶肿瘤出现幻视，常以简单的形象、闪光或颜色为主；岛叶肿瘤主要表现为内脏反应，如打嗝、恶心、腹部不适等；胼胝体肿瘤以进行性痴呆为特征；第三脑室肿瘤表现为间歇性颅内压增高；第四脑室肿瘤症状较不明显，早期呕吐症状较突出；侧脑室肿瘤常以颅内压增高为主要表现；丘脑肿瘤症状隐袭，以颅内压增高为主要症状；底节肿瘤表现为主观上的感觉障碍，早期可有轻偏瘫、肌张力增高、震颤、手足徐动等；脑干肿瘤特点是出现交叉性麻痹；小脑半球肿瘤表现为患侧肢体协调动作障碍、语音不清、眼球震颤、肢体肌张力明显减小、腱反射迟钝、行走时步态蹒跚、易向患侧倾倒；小脑蚯部肿瘤表现为步态不稳，逐步发展到不能行走；桥小脑肿瘤表现为眩晕、患侧耳鸣、进行性听力减退以致耳聋；鞍内及鞍上区肿瘤早期症状是内分泌失调，女性停经、泌乳、不育，男性以性功能减退、毛发脱落、皮下脂肪增多为主，扩展时双颞侧偏盲以致双眼先后失明；鞍旁及斜坡肿瘤早期症状为外展或三叉神经的单神经麻痹，稍后可出现颅内压增高及锥体束征。

有上述症状、眼底检查发现有视乳头水肿者，应考虑有颅内肿瘤的可能，可选择性地进行一些特殊检查：① 电检查。包括脑电图及脑电地形图描记，脑诱发电位记录。② 神经放射学检查。包括头颅平片和各种脑造影。③ 放射性核素扫描。④ CT 扫描。⑤ MRI 成像。通过以上检查，即可对颅内肿瘤作出明确诊断。

鼻咽癌

出现哪些症状需要警惕鼻咽癌？

● 颈部淋巴结肿大。鼻咽癌患者以颈部淋巴结肿大为首发症状者占 36.5%，治疗时有颈部淋巴结转移者占 70.6%。

● 回缩性血涕或鼻出血。回缩性血涕是鼻咽癌的早期症状之一，首发症状占 26.4%，治疗时占 70.2%，多发生在晨起后从口中哼出带血的鼻涕，带血量不多，常被病人疏忽，或被当作咯血而去肺科就诊。

● 头痛。常为一侧偏头痛，主要为脑神经损害或颅底骨质破坏引起，约占治疗时症状的 57.2%。

● 耳鸣、听力减退、耳内阻塞感。由肿瘤压迫咽鼓管引起。以此为首发症状者占 13.4%。

● 鼻塞。病灶侵犯鼻腔后壁，治疗时有症状者占 48.6%。

● 面部麻木感、复视、舌肌萎缩、伸舌偏斜、眼睑下垂、眼球固定，女性病人有不明原因的停经。但作为首发症状者罕见。

故事链接

反复鼻中带血竟是癌症先兆

早上起床，刘伯伯用手绢擤了下鼻子，发现鼻涕与往常不同，中间带有血丝，起初他以为是最近天气冷，家里又开空调，又开电热毯，肯定是太干燥了鼻子才会出血，因此没有太在意。不想这一现象竟连续一个多月没有停止。一天和儿子聊起自己早起鼻涕中带有血丝的事情，儿子觉得这很不正常，于是马上带刘伯伯去医院就诊。在医院，医生给他做了鼻咽镜检查，怀疑有占位性病变，于是又做了病理检查，最后诊断为鼻咽癌。

其实，鼻子出血在很多人看来是件小事，但如果鼻涕中反复出现血性分泌物，鼻涕呈淡粉色，或是痰中带血丝时，就可能是“大事”了。因为这种在医学上被称为“回吸涕带血”的情况，很可能是鼻咽癌的早期信号。

鼻咽癌的常用检查有哪些?

临床常见的鼻咽癌检查主要有:

- 脱落细胞学检查。是取鼻咽部组织或分泌物，制成涂片，检查是否有癌细胞的一种检查方法。
- 血清学检查。血清中 EB 病毒抗体滴度增高或用 EB 病毒免疫荧光抗体测定法诊断鼻咽癌阳性率达 84%。
- 活组织检查。鼻咽部取活体组织病理检查，如活检阴性，临床可疑者应多次活检。如原发灶不明，颈部有可疑之肿大淋巴结，可行淋巴结穿刺或活检。
- 鼻咽镜检查。能早期发现癌肿原发部位。
- X 线摄片或 CT 扫描检查。可见鼻咽部软组织影增厚或骨质破坏。

◎ 鼻咽荧光素染色检查。以吖啶橙染色，在荧光显微镜下观察。

EB病毒滴度在鼻咽癌中的诊断有何价值？其检查适应症是什么？

EB病毒与鼻咽癌有密切的关系，凡不超过10岁的未成年人几乎都受到EB病毒的感染。据研究，我国3～5岁儿童95%感染EB病毒。鼻咽癌患者血清中EB病毒特异性IgA抗体水平升高，与其他恶性肿瘤患者和健康人之间有着非常明显的差异，且随着病程进展而不断升高。临床上对可疑鼻咽癌患者常做血清EB病毒滴度检查，1∶20以上有诊断价值。

血清EB病毒滴度抗体检测的适应症有：① 已证实有转移性癌症的淋巴结肿大者；② 有回缩性血涕、耳鸣、听力减退、头痛、颈部淋巴结肿大、面麻、复视等鼻咽癌症状者；③ 鼻咽癌高发区人群的血清流行病学检查。

故事链接

EB病毒抗体检测＋纤维鼻咽喉镜可早期发现鼻咽癌

年轻的何小姐最近觉得咽部不适，总有异物感，一向重视健康的她并没有忽视这一小症状，于是到医院就诊。说明病情后，医生为何小姐做了纤维鼻咽喉镜检测，结果竟然发现在何小姐的鼻咽部黏膜有一块仅1毫米大小的物体异常隆起。根据经验，医生判断是鼻咽癌的可能性较大，于是建议她做活检加病理检查，检验结果是“早期低分化鳞癌”（鼻咽癌的一种）。何小姐难以相信自己年纪轻轻居然会患癌症，于是医生补充为她做了鼻咽癌EB病毒抗体检测，结果其抗体两项均呈阳性。何小姐难以接受这个事实。其实,医学界早有研究表明,一些病毒感染极容易引发癌症。医生为什么为何小姐做后一个检查呢?就是因为EB病毒抗体阳性的人群,与鼻咽癌发病特别相关。什么是EB病毒抗体呢?所谓EB病毒抗体,就是人体应对EB病毒感染在体内产生的、能够对抗EB病毒的一种特异蛋白,这种蛋白,在没有感染EB病毒的人身上是找不到的。值得何小姐庆幸的是,她的病发现得比较早,这与她平常注重身体细节变化有关。癌症早期确诊,早治疗,其成功率一般都在90%以上。

什么叫隐匿性鼻咽癌?

隐匿性鼻咽癌是指采用临床检查方法如鼻咽镜检、X线摄片、CT扫描及其他手段未能找到原发病灶,但临床上已确诊为淋巴结转移癌者,血清VCA-IgA检测可阳性可阴性。隐匿性鼻咽癌的发病率约占2.5%~8%。其具有以下特点:

- 鼻咽部原发病灶甚为微小,临床上不易被发现。
- 大多数病人VCA-IgA检测结果为阳性。
- CT扫描或X线检查鼻咽腔未见到明显病变,有时在咽旁间隙可见到淋巴结转移。
- 颈淋巴结经病理证实为转移癌,大部分资料表明,颈部淋巴结转移性癌来自鼻咽原发占较大比例。

对有以上情况者应进行仔细的、反复的鼻咽腔检查,才能查出微小的鼻咽癌病灶。

甲状腺癌

故事链接

乒乓球女皇王楠与甲状腺癌

2008 年 8 月 22 日晚，北京奥运会乒乓球女子单打决赛结束后，央视记者李武军的一席话令很多国人震惊：王楠曾在 2005 年患甲状腺癌。在备战奥运会的紧张阶段被诊断患有甲状腺癌，怎么办？唯一的选择就是既要治病，又不能耽误北京奥运会的训练，道路艰辛可以想像。而随着北京奥运会的接近，王楠备战的压力也越来越大。幸运的是，王楠的甲状腺癌已经在她参加北京奥运会比赛之前治愈，而且王楠也让人们再次见证了她的强大实力。王楠在接受采访时感谢了自己的先生，她说如果没有先生的支持自己就不可能走到今天。我们也相信，也正是有了这份爱的力量，王楠才战胜了癌魔，战胜了自己，再次站在了北京奥运会的领奖台上，用一枚银牌为自己的奥运之旅画上了完美的句号。王楠的事例也说明癌症并不可怕，关键是要具备坚强的意志和采取及时有效的治疗。

甲状腺癌的早期症状有哪些？

● 肿块。在地方性甲状腺肿非流行区，14 岁以下儿童的甲状腺单个结节中 10%～50% 是恶性。成年男性甲状腺内的单发结节或多年存在的甲状腺结节短期内明显增大，应检查肿物。

肿块外形如果似蝴蝶，多见于地方性甲状腺肿、甲状腺炎及部分甲状腺机能亢进；如果甲状腺某个部位出现圆形肿块，多见于甲状腺囊肿、甲状腺癌；肿块是弥漫性肿大或多发性结节肿大，多为地方性甲状腺肿，但是囊肿的直径如超过2厘米，应疑似为甲状腺癌。用拇指和食指仔细触摸肿块表面，如果表面光滑，多为地方性甲状腺肿；表面不光滑，则有甲状腺炎的可能；如果是单个结节肿大并且表面不光滑、呈实体感，质地坚硬，吞咽时活动度减小，应高度怀疑为癌肿。地方性甲状腺肿增长缓慢，病程长达数年之久；良性肿瘤及囊肿的病程可能是数月至数年；而甲状腺癌的肿块增长较快，十几天内肿胀明显。

◎ 声音沙哑。当癌肿生长到一定阶段会压迫或侵入支配声带运动的神经，从而导致声音沙哑。

◎ 吞咽困难。大约15%左右的患者会出现因癌肿压迫食道而造成的吞咽困难。进一步发展，患者还可能出现吞咽痛等不适感觉。

◎ 颈部痛。此症状出现较少，其疼痛多为压迫性。

◎ 呼吸困难。如果癌肿压迫气管，患者呼吸时气流阻力加大，会表现出呼吸费力。

◎ 淋巴结肿大。尽管在大部分情况下淋巴结肿大是由炎症引起的，还是应排除甲状腺肿块的存在。

故事链接

刘先生发现甲状腺肿大大概是3年前的事情了。当时查出甲状腺肿大属于甲状腺结节，但医生建议要随诊，于是在几个月里，刘先生又在好几家医院做了多次检查，包括B超检查和穿刺病理检查，得出的结论也很一致——甲状腺结节。刘先生自己上网查了一下，发现甲状腺肿大是很容易发生的症状，甚至青春期发育都有可能出现，所以虽然检查还在继续，也没有太在意。没想到，半个月以后刘先生突然出现嗓音嘶哑的症状。开始医生以为是普通的炎症，只是开了点消炎药片，可是没过几天就已经发展成说不出话来了。于是刘先生再次到医院检查，细心的医生由于担心扩散，没有用针刺，而是进行了开放性甲状腺组织活检，病理结果为左右甲状腺癌。

甲状腺癌发生原因尚不太明确，但是可能与以下因素有些关系：

- 碘摄入过量和促甲状腺素（TSH）在体内含量太高，均可诱发甲状腺癌。
- 放射线损伤。有的人患了甲状腺癌，实行甲状腺癌碘131放射治疗，而实验证明用X线和碘131射线照射实验老鼠能导致甲状腺癌的发生。
- 其他因素。慢性甲状腺炎、结节性甲状腺肿或某些毒性甲状腺肿均能诱发甲状腺癌的发生。

甲状腺位于人体脖子上，相当于男性的喉结两边，自己伸手就可以摸到，平时自己可经常触摸一下，如发现肿块得马上进行检查。平常要少吃海鲜、海藻类高碘食品，除了缺碘引起的甲状腺漫肿（俗称“大脖子病”，大都发生在缺碘地区）外，甲状腺肿块患者一般都要吃无碘盐。

超声波检查如何诊断甲状腺疾病？

超声波检查可以探测出甲状腺内肿块的形态、大小、数目，边界是否光滑，包膜是否完整，单发或是多发，实性还是囊性等，对判断甲状腺肿瘤的性质及预后具有十分重要的意义。如边缘不整的实质肿块常见于髓样癌和未分化癌。此外，当癌灶出现颈部浸润和转移时，超声波还可显示血管受压或被癌肿包围的情况，测定血管的通畅度。另外，细针穿刺还可以用超声波导向。

活体细胞学检查甲状腺癌是如何进行的？

目前国内外普遍接受的一种诊断方法是针吸活检细胞学检查，这是最简便的诊断方法，利用细针穿刺肿瘤（在超音波指引下准确性更高），吸取肿瘤细胞并置放于玻璃片上，经染色后在显微镜下观察细胞形态，即可得到初步诊断。它克服了传统的针吸活检的缺点，且操作更为简单，不须局麻。儿童也可接受检查，除组织内有微量出血外无癌细胞播散及种植的危险。但是传统的针吸活检也不能完全放弃，对颈部可疑的转移灶，特别是囊性灶用粗针吸取活检可迅速取得病理诊断，不失为一种简便易行的诊断方法。

此方法操作简单，无出血和喉返神经损伤等并发症，也无癌细胞播散、种植的危险。穿刺涂片对诊断乳头状腺癌的准确性很高，髓样癌和未分化癌也有典型的细胞学图像，而诊断滤泡型甲状腺癌有困难。

（引自《中国肿瘤网——甲状腺诊断》）

故事链接

19岁的小惠刚刚升入大学，入学不久她就发现自己颈部有个肿块，不痛也不痒。大学的生活忙碌而快乐，小惠完全没有心思理会这个肿块。过年回家，妈妈发现了小惠脖子上的肿块越来越大，于是带她到医院检查。医生在小惠的颌下正中线近颈部上端可触及大小3厘米×3厘米、位置较浅包块，与周围组织分界清楚，质地较软，活动不明显，表面光滑，无触痛，X线颈椎片正常，于是以甲状舌骨囊肿入院。入院后，小惠又进行了超声检查，结果提示颈前混合性占位，以液性为主。于是，医生仔细分离止血切除囊肿，剖开见淡黄色透明液体，并将液体送检，病理诊断令所有人惊讶，小惠最终被诊断为囊性异位甲状腺癌。

X线与CT检查如何诊断甲状腺癌？

X线主要用于观察气管与甲状腺的关系。良性肿瘤常使气管偏移，一般不会引起气管狭窄。甲状腺癌至晚期常可浸润气管壁，使气管狭窄，而移位程度反而较轻微。这种气管狭窄常常是左右径的，前后径则可以正常。这一特点对临床有较重要的意义。如果气管狭窄为前后部径，则多非甲状腺癌所致，应考虑胸腺癌或其他软组织恶性肿瘤。

CT检查可清楚地显示甲状腺癌的形态、大小以及与喉头、气管、食道的关系，并且可看到癌肿浸润的范围，包括颈部器官、纵膈和重要的血管、神经，为确定手术方案提供科学的依据。

（引自《中国肿瘤网——甲状腺癌诊断》）

肺　　癌

肺癌的高危人群有哪些？

在我国所有恶性肿瘤中，肺癌的患病率最高。肺癌的病因至今尚不完全明确，但专家指出下列几类人群更容易罹患肺癌：

- 长期大量吸烟者。有资料显示，多年吸纸烟每日40支以上者，肺鳞癌和未分化癌的发病率比不吸烟者高4～10倍。
- 经常接触煤烟、油烟者。因为煤、煤焦油或其他油类燃烧时可释放致癌物质，所以长期接触煤气、沥青、焦油的人，肺癌发病率较一般人群为高。此外，长时间、大量接触无机砷、石棉、铬、镍及放射线等而又缺乏防护的人，其发生肺癌的几率比普通人群要高。还有经常在厨房做饭的女性患肺癌的可能性也比其他人高。
- 患有慢性肺部疾病者。如慢性支气管炎、肺结核等，这些病人患肺癌的危险也较一般人高。

肺癌如何能做到早期发现?

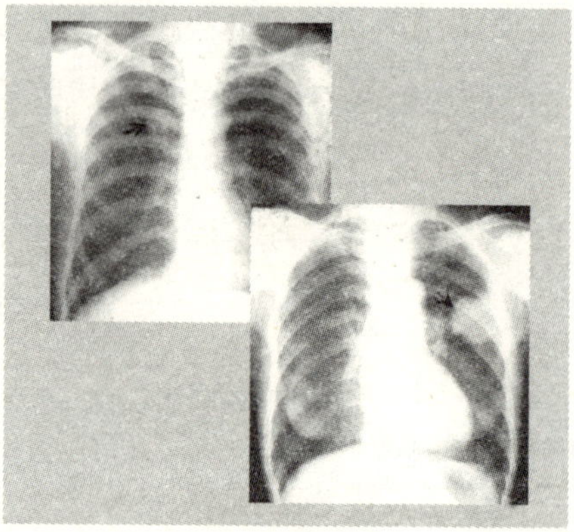

右肺、左肺肿瘤

肺癌早期可出现咳嗽、痰中带血、发热及胸痛等症状,因此很容易被认为是肺部炎症、肺结核等,特别是对那些有支气管炎、支气管扩张病史,平日里有咳嗽、咯血史的病人来说,更容易被忽略,以致耽误诊断和治疗。所以,一旦出现上述症状应及早就诊,必要时可进行痰细胞学检查、纤维支气管镜、胸部 CT、经皮肺穿刺、血液化验等检查,来帮助诊断。另外,对一些有肺外症状及体征的人,如有杵状指趾、乳房肥大(男性)、突发皮肤病等表现的人,也要做进一步检查,以防止早期肺癌被漏诊。

肺癌常用的检查方法有哪些?

X 线检查。胸部正侧位片可以发现直径 1 厘米以上的病灶,并能直观显示病灶的部位、形状、大小、密度以及与邻近组织的关系,为临床医师选择治疗方式提供依据。该方法简便、易行、迅速、廉价、无痛苦,病人比较容易接受,是目前诊断肺癌的常规检查方法。

CT 扫描。可以发现直径 0.5 厘米大小的病灶,由于它显示的横断层解剖没有重叠,具有高度的密度分辨率,并能同时显示肺、纵膈、病灶与周围组织的关系,是诊断肺癌的重要方法。

◎ 痰液细胞学检查。已广泛应用于肺癌的诊断，设备简单，操作方便，病人无痛苦，但有一定的假阳性率和假阴性率，且对病理分型不确切，尤其无咳嗽咳痰的病人因做痰检有困难，因而具有一定的局限性。

◎ 支气管镜检查。是诊断肺癌最有效的手段，通过支气管镜可以观察到肿瘤的部位、范围，并可取组织做病理检查。但该检查会使病人有一定的痛苦，不易被患者所接受。

故事链接

小刘一段时间经常咳嗽，以为是伤风感冒未以介意，后来发现自己浑身愈来愈没有力气，吃不下饭，人也瘦了不少，自觉不妙，于是来到医院检查。医生经过问诊和身体检查，告诉他病情并不是简单的气管炎咳嗽，建议他进行 CT 检查，检查结果显示：右肺门增宽，右肺下叶见不规则肿块影，大小为 6.8 厘米 ×6.0 厘米，右侧胸腔可见积液，纵膈淋巴结增大。考虑右肺下叶占位性病变，肺癌可能性大。为进一步明确诊断，医生让小刘去大医院再查一下。在肿瘤医院，小刘进行了支气管镜检查，结果显示：右肺下叶基底干口被结节样肿物阻塞，右下背段口肿胀狭窄。最终小刘被诊断为右下肺中心型肺癌。活检病理报告：小细胞肺癌。

小刘的事情告诉我们，生了病切不可自己去推测诊断。在临床上咳嗽确实大多是由上呼吸道感染引起的，但如咳嗽日久未愈，且自觉疲劳，稍有消瘦，就得去医院检查。现在由于环境污染和多种人为因素的影响，癌症发病率越来越高，千万不能放松警惕，延误病情。

哪些疾病易被误诊为肺癌？

肺癌的诊断并不难，凡 40 岁以上的男性，有长期吸烟史，有咳嗽、咯血、胸痛、发热四大症状，X 线、CT 扫描见肺内占位性病变，支气管镜及痰细胞学检查阳性者，即可作出明确诊断，但同时应与下列疾病相鉴别：

◎ 肺结核。临床症状有时与肺癌相似，但此病多见于青少年，常有发热等明显结核中毒症状，X线、CT检查可鉴别。

◎ 纵膈肿瘤。颇似中央型肺癌，常因出现压迫症状而就诊。

◎ 良性肿瘤。肺部错构瘤常见，多发于青年，肿瘤呈圆形，边缘光滑，无分叶毛刺状，可伴有钙化点，病程长，增长慢，很少有变化。

◎ 炎性假瘤。称为炎性肉芽肿，系肺部慢性炎症机化所形成的块状肿物，大多有发热等呼吸道感染史。

故事链接

误诊1：中央型肺癌误诊为慢性支气管炎伴感染

费老伯患有慢性支气管炎、肺气肿20年了。今年刚入冬，费老伯就开始咳喘，咳白色泡沫样痰，但无胸痛、血痰。咳喘1个月还没好，费老伯到医院去检查。根据费老伯的病史，医院初步诊断为慢性支气管炎急性发作，慢性阻塞性肺气肿，给予抗炎、止咳化痰、平喘等对症治疗。但1个月后，病情无明显好转，反而逐渐加重，出现右侧胸痛，呼吸困难，于是拍X线胸片，结果示右侧肺部可见一毛刺状阴影，经CT平扫结果：右侧中央型肺癌。

在原有慢支病史的基础上患肿病，因咳嗽症状两者均可出现，很容易掩盖病情，以至延误诊疗时间。

误诊2：中央型肺癌误诊为肺炎

58岁的金阿姨发热，咳浓痰及血痰两个月。因为以往曾患过大叶性肺炎，拍X线胸片结果也显示右肺肺炎，故按肺炎对症治疗，口服抗生素及止咳药物等，发热由中等热度变为间断的发热，但后来血痰逐渐频繁，并感胸闷、呼吸困难，经 CT 扫描示：右侧中央型肺癌。

肺炎及肺癌均可出现发热、血痰，极易误诊，因此当抗生素治疗效果不佳时应再次做 X 线胸片或 CT 检查。

误诊 3：右上肺肺癌误诊为肺结核

从春天开始，胡阿婆就咳嗽、咯痰，痰中带血 4 个月了，但因为痰中带血量少，也没重视，自己买了些抗生素服用，但还是有间断血痰。一周前胡阿婆开始感胸闷、气短，这才到医院检查。拍胸片显示：右侧胸腔中等量积液。经胸穿抽取 800 毫升草黄色清亮胸水，病理检查没有发现癌细胞，于是诊断为肺结核，并给予常规治疗。

治疗一段时间后，胡阿婆的病情没有明显好转，而且越来越瘦，胸水迅速长出，第二次抽取 500 毫升血性胸水，再拍 X 线胸片显示：右上肺肺癌。

癌性胸水不一定都为血性，可能因胸水中癌细胞含量少，而留作标本的胸水中不含癌细胞，导致结果阴性。因此循常规、凭主观片面判断病情，往往容易误诊。

误诊 4：右侧肺癌误诊为支气管扩张

姜爷爷刚过完 70 岁大寿，突然出现咯血。因为之前患过支气管扩张症，于是在医院里接受了常规抗生素及止血等对症治疗，但症状不但没有缓解，咯血次数还增加了。最后姜爷爷进行了胸部 CT 扫描，结果显示：右侧肺癌。

支气管扩张与肺癌的临床症状很相似，仅按常规考虑既往史而不重视新的病变，往往容易误诊。

误诊 5：左中央型肺癌并骨转移误诊为骨质增生、关节炎

周婆婆近半年来肩及腰腿疼痛，并且向颈部、左乳旁及下肢放射，到

骨科进行了左肩关节及腰椎正侧位X线片，显示：左肱骨溶骨性损害，腰1~3椎体退变增生，被诊断为肩关节周围炎及腰椎骨性关节炎，给予对症治疗。可是治疗1个月后症状不但没缓解，反而逐渐加剧，下肢肌肉开始萎缩。为了查明病因，做CT检查，结果显示：左中央型肺癌并骨转移。纤支镜活检报告：低分化磷癌。

由于老年人处于脊椎退行性改变的高发期，故以腰腿、颈肩痛为首发症状的肺癌多见于老年患者，而肺癌往往通过血道转移至骨骼，有的甚至在原发肺癌未被发现之前就发生了转移。如不加以仔细分析和鉴别，极易误诊。故对发生于某一固定部位的持续逐渐加重的疼痛，应高度警惕癌转移。

误诊6：小细胞肺癌误诊为脑血管病

朱先生额顶部头痛已经两个月，尤其在早上起来的时候疼痛明显，在医院里静滴甘露醇后头痛减轻。因为以往有高血压病史，朱先生初步被诊断为脑血管病，但经CT扫描示：左中央型肺癌并颅脑转移癌；纤支镜活检报告：小细胞肺癌。

由于肿血管与椎静脉之间常有吻合支，肺癌易转移至颅脑，并且肺癌的颅脑转移可发生在肺部症状出现之前，故甚易被误诊。

误诊7：右侧肺癌误诊为喉炎

王先生一周来声音嘶哑，而且越来越严重，于是到医院的五官科就诊，做喉镜检查见喉部轻微充血，被诊断为喉炎并给予相应治疗，但用药后病情没有缓解。于是再次做喉镜检查，发现声带麻痹，做X线胸片检查，发现右侧肺癌。

无诱因的声音嘶哑，主要是因为主动脉下淋巴结转移压迫或纵膈型肺癌直接侵犯喉返神经所致。仔细做喉镜检查，往往可找到蛛丝马迹，应考虑到肺癌的可能，再结合X线胸片综合分析，可得出正确诊断。

上述病例为什么会误诊？细述其原委，大概是：

首先，所谓中央型肺癌就是靠近气管部位的肺癌。气管遇到刺激，第一反应就是咳嗽，而咳嗽一般人都会误认为气管炎发作而导致误诊误治。

其次，肺癌是极易骨转移的。由于肺癌与肩、颈部邻近，加之肺脏本身没有神经，所以这类肺癌往往表现为肺部症状不明显而首先表现为肩关节、颈部、上背疼痛，人们往往会误以为得了关节炎、肩周炎而误诊。

再者，在所有癌症中，肺癌是极易向脑部转移的。根据肺癌转移到脑部的位置不同，有的往往早期没有什么明显症状，有的仅表现为轻微的头痛，等到肿块变大了，压迫大脑，往往表现为剧烈头痛、呕吐或神志失常，因而往往首先怀疑脑部疾病，细查根源才被发现是肺癌。

肺癌的这些特点提示我们对身体的不适千万不可想当然，自作诊断，否则悔之晚矣！

痰中带血是肺癌吗？肺癌病人治疗后出现咯血是不是复发？

引起痰中带血的原因很多，常见的有：

- 肺部疾病，如结核、肺炎、肺脓肿等。
- 支气管疾病，如支气管扩张症、慢性气管炎、支气管肺癌等。
- 心血管疾病，如二尖瓣狭窄所引起的肺淤血。
- 血液病和某些急性传染病。
- 上消化道、鼻腔、牙龈、咽喉等处出血。

所以，并非所有的痰中带血都与肺癌有关，当出现间断、反复的少量血痰，且血常多于痰，甚至发生大咯血时应重点考虑患有肺癌的可能。需要提醒的是，中、老年人如出现不明原因的痰中带血，并伴有刺激性咳嗽时，应警惕是否患有支气管肺癌。

咯血在肺癌病人手术后大多可以消失。肺癌病人治疗后出现咯血常见于肺气肿、支气管扩张症、支气管断端的缝线头炎、放疗后肺纤维化等。此外，当肺癌病变复发或形成新的转移病灶时，也可引起咯血，并多伴有衰竭症状。所以肺癌术后一旦出现咯血，应及时检查，防止病情恶化。

肺癌常用的肿瘤标志物有哪些？

对非小细胞肺癌诊断较有价值的血清癌标志物有癌胚抗原（CEA）、鳞癌相关抗原（SCC）、细胞角蛋白19片段（CYFRA21-1）等，神经元特异性烯醇化酶（NSE）对小细胞肺癌诊断较有价值。但这些癌标志物对诊断肺癌总体敏感性还不够高，往往在肿瘤负荷较重时才显著升高，限制了其早期诊断的临床价值。多个癌标志物的联合检测可以部分弥补其不足。胸水癌标志物的诊断价值有时高于血清检查。

（引自复旦大学附属中山医院张新《肺癌的诊断》）

故事链接

肿瘤标志物检测确诊头上的“鹌鹑蛋”竟源于肺癌

沈先生今年53岁，可能是用脑太多的缘故，5年前就秃了顶。一天对着镜子无意中发现，在明晃晃的秃顶上有点隆起，不痛不痒，未予理睬。过了几天，发现隆起处长大了，像半个鹌鹑蛋顶在头上，好生奇怪，就去了医院。医生检查发现包块是软的，里面有液体，轻轻挤压包块时，包块就软下去了。医生立即为他做了头颅和肺部CT检查，发现颅骨多处破坏，包块隆起处的颅骨已经出现了小块缺损，肺部却未见病变。最后做了一种叫NSE的检查，发现指标值明显升高，医生确诊为未分化小细胞肺癌，骨扫描显示全身已多处转移。

容易转移是未分化小细胞癌的特点之一，头顶的半个“鹌鹑蛋”是因为颅骨被肿瘤破坏后，局部成为突破点，脑部压力把脑膜从破损的颅骨处挤成膨出所致，但此时肺部的病灶还小得CT未能发现。一般癌症在某一部位发生，接着就在原地生长、扩大而导致一些病变，但也有的癌症很“滑头”，生在某一部位，却不在那个部位长大，一拍屁股跑到别的地方去安顿并生长起来。未分化小细胞肺癌就是具备这一特点的“滑头”之一，这个家伙不仅容易向头部转移，还会向身体其他任何部位转移。转移后是不是就不认识它呢？不是的。有一种叫NSE的标志物就可以验证它的身份，当这种标志物指标升高，就可以帮助做出诊断。

脱落细胞检查在肺癌诊断中的地位重要吗？

痰脱落细胞检查方法简单、无创、经济，是诊断肺癌最常用的方法，甚至用于肺癌高危人群的普查，并能发现部分早期肺癌。痰脱落细胞学检查阳性率为60%～70%，但其诊断价值受较多因素影响，包括痰液采集质量、检验者经验和技术水平、病灶部位等。因此，务必要求患者从深部咳出痰液；多次送检可提高检测阳性率和结果可靠性。

（引自复旦大学附属中山医院张新《肺癌的诊断》）

为什么肺癌疑似患者都需要进行浆膜腔穿刺和胸膜活检？

约1/2的肺癌患者在病程中会伴有胸腔积液，其中很大部分由肿瘤胸膜腔转移所致。胸穿抽液行脱落细胞检查是确诊此类患者的常用方法，操作也相对简单、安全。胸水中查到癌细胞有确诊价值，但检出率较低(50%左右)，连续检查3次，则阳性率可提高到90%。将血性胸水经低渗处理后可明显提高阳性检出率。

（引自复旦大学附属中山医院张新《肺癌的诊断》）

纤支镜在肺癌检查中的作用是什么？

纤支镜检查是临床确诊肺癌最主要的手段之一。纤支镜下对能窥见的病灶可直视下行活检(TBB)，对外周病灶可在透视引导下行活检(TBLB)。纤支镜检查对中央型肺癌的诊断率极高，对周围型肺癌的确诊率也达70%左右。除活检外，对病灶的刷检、灌洗回收液及检查后的咳出物标本送脱落细胞检查，也能提高诊断率。

（引自复旦大学附属中山医院张新《肺癌的诊断》）

怎样判断肺癌对纵膈的侵犯？

肺癌直接侵犯或转移累及纵膈时，对纵膈的大血管和神经产生压迫，可因侵犯的部位不同而出现相应的体征和症状。

- 出现上腔静脉综合症，如呼吸困难，面颈部、躯干和上肢浮肿，胸痛，头痛，咳嗽，吞咽困难，上肢和胸部紫绀等，提示上腔静脉受压迫，上腔静脉回流受阻。
- 声音嘶哑或声音改变，提示喉返神经受侵犯或者受压迫。
- 同侧膈神经麻痹，提示膈神经受侵犯。
- 心包填塞，心律失常，出现心慌心悸、气急、胸痛、心界扩大、心音低远等症状，提示心包或者心肌受侵犯。

- 胸水，提示胸膜受侵犯。
- 吞咽困难、梗阻或者返流，提示食管受侵犯。
- 胸腔积液，提示胸导管受侵犯。

在诊断肺癌时，CT、MRI、PET较X线检查有何优点？

CT可显示薄层断面图像，较常规胸片分辨率高，可反映病灶较精细的结构或小结节；避免病变与正常组织的重叠，可发现一般X线检查隐藏区（如肺尖、膈上、脊柱旁、心后、纵膈等处）的早期肺癌；增强扫描对明确有无肺门、纵膈淋巴结转移较有价值；腹部、头部等处的CT扫描有利于发现转移病灶。MRI优点是容易区别纵膈、肺门血管与肿块及淋巴结，且多面成像，能更好确定肿瘤范围及血管受累情况，但对于肺实质病灶显示效果不如CT。PET显像的优势在于周围孤立性结节灶的鉴别诊断中。

胸部病灶穿刺的穿刺部位包括哪些？

肺部、胸壁，甚至纵膈肿块都可做经皮穿刺操作。胸部病灶穿刺的穿刺针有抽吸细针和切割针两大类，前者是用负压吸出物做细胞学检查，后者则是切取小段组织做组织病理学检查。近年由于脱落细胞学和免疫组化技术的发展，细针穿刺以其创伤小而安全的优点而得到更广泛的应用，特别是靠近大血管等重要脏器或多血管的病灶，以细针穿刺为宜。但细针穿刺诊断的敏感性要低于切割活检针。经皮胸部病灶穿刺最常用的病灶引导措施有X线透视、CT和B超。

肝 癌

肝癌早期有什么症状？

肝区疼痛。无原因的精神不畅、胁肋不舒、时觉隐痛等症状，常为肝癌最早出现的症状。肝区疼痛一般位于右肋部或剑突下，疼痛性质为间歇性或持续性隐痛、钝痛或刺痛。疼痛前一段时间内，患者可感到右上腹不适。疼痛可时轻时重或短期自行缓解。肿瘤累及横膈时，疼痛放射至右肩或右背部，易被误认为肩关节炎；肿瘤位于右叶后段时，有时可引起腰痛；肿瘤位于肝实质深部者，一般很少感到疼痛。

消化道症状。食欲下降和腹胀是肝癌最常见的消化道症状。此外，还可出现消化不良、嗳气、饭后上腹饱胀、恶心、腹泻等症状。年龄在40岁以上的肝硬化患者一旦突然出现上述症状，应怀疑肝脏是否已经存在癌变。

出血倾向。肝癌患者常有牙龈出血、皮下瘀斑等出血倾向，消化道出血较为常见。消化道出血也是导致肝癌患者死亡的最主要原因。

发热。发热是肝癌常见的早期症状，且以中低度发热为主，少数患者可为高热，一般不伴有寒战。

甲胎蛋白（AFP）是肝癌的"晴雨表"吗？

甲胎蛋白为胚胎时期肝细胞合成的一种特殊糖蛋白，正常人的肝细胞是不产生甲胎蛋白的，定性试验为阴性，但得了肝癌时，由于肝细胞幼稚化，无休止地生长恶化，就又恢复了合成甲胎蛋白的能力，血清中会再出现甲胎蛋白，因此，AFP就是肝癌最特异的标志物。

肝脏本身就是个血池，只要有0.1～0.2厘米的癌块便可能在血液中发现AFP升高，而此时用B超、CT、核磁共振等的影像学检查还难以发现（通常癌肿块应在1.0厘米左右才能被影像学确定诊断）。所以常将AFP检查作为原发性肝细胞癌的辅助诊断手段。文献资料显示，原发性肝细胞癌中，70%～90%的患者AFP呈阳性，随着癌细胞的疯狂倍增，AFP的浓度可进行性增值。所以肝癌患者AFP随病程呈持续性、高浓度阳性，一般都在400微克/升以上。

但AFP阳性也不都是肝癌。AFP升高还见于急性肝炎、慢性肝炎、肝硬化、先天性总胆管闭锁性骨脊裂、生殖腺胚胎性肿瘤，怀孕3至5个月时会比平常高。患有急性肝炎、慢性活动性肝炎、肝硬化等肝脏疾病时，因病毒在肝细胞内复制增殖，使肝细胞处于损伤、修复和再生的过程，AFP会升高，但浓度一般不太高，多低于200微克/升，且随着肝炎的好转，AFP下降，进而逐渐恢复正常。

AFP水平可指示晚期弥漫性肝癌。

乙肝变肝癌的几率有多大？

肝癌的发生，很大一部分跟乙肝有关。研究表明，90%的肝癌患者有乙肝病史，乙肝病毒的持续感染是患肝癌的主要原因之一。由于这一恶变的发生通常因肝功能基本正常、无明显的癌前病变、甚至没有肝区不适等症状，而常常被人所忽视，从而延误诊治。所以，乙肝患者如得不到及时、有效的规范治疗，再加之饮酒和不注意休息，其发生肝癌的几率则非常大，有的距离肝癌可能只有一步之遥。

所以，乙肝病人应提高警惕，定期到医院进行检查，尤其是35岁以上的乙肝患者、患肝硬化5年以上者及有肝癌家族史者更应每半年进行一次甲胎蛋白、肝脏B超等检查，以便尽早发现癌变。值得注意的是，当乙肝病人出现肝区疼痛及肿大、消瘦、食欲不振、呕吐、腹泻、黄疸、腹水、皮下出血等症状时，多提示已经存在肝部的恶性病变。

故事链接

56岁的吴先生患乙肝已有12年，由于长期坚持服用声称能治疗肝病的成药，自己非常放心，坚持工作，甚至有时还饮点酒。近年因为公司业务繁重，经常出差、应酬，他都能够胜任。去年底他每天都感觉有些疲劳，肝区疼痛。想起自己忙于工作已经好长时间没去医院检查了，加之近来身体的一些改变，他赶紧去医院检查。查后医生无奈地告诉他，已是肝癌晚期，错过了各种治疗的最佳时机。

类似吴先生的情况很多，据有关资料显示，中国、韩国和日本都是世界上的肝病大国。由于病毒性肝炎除了急性外，慢性大多无明显不适症状，检查肝功能指标大多无明显异常或仅有一些很小的异常，所以往往会被患者所忽视，照样去超负荷工作，熬夜，甚至饮酒，而治疗的药物的疗效描述多是言过其实，疗效微，甚至无疗效。其实患者不知，肝病中的乙肝是世界第二大难治病，西医近年虽研制出抗病毒药物或免疫治疗药物，但多易导致病毒变异，或产生严重的负作用而陷入难以对付的地步。中医治肝病虽有效，但就医的必须是有经验的中医，如遇到一些无治疗经验的医生，那就是虽治也仅是浪费时间和药物，延误病情而已。而肝病如不能得到及时而有效的医治，加之患者若不懂这方面的知识，仍不注意生活起居保养，不了解饮食宜忌，则往往肝炎演变成肝硬化，进而演变成肝癌。很遗憾的是，在查出肝癌的患者中，很多人患有肝炎几十年却一直不知，以为自己是个十分健康的人。

AFP在肝癌的临床诊断中拥有怎样的地位?

AFP就是甲胎蛋白。血中AFP对肝细胞癌的诊断和临床价值可归纳为:

- 具有较高的专一性,为诊断肝癌的特异性指标。我国约60%～70%的肝细胞癌患者的AFP高于正常值。
- 为目前最好的早期筛查指标。可在症状出现前6～12个月作出诊断。
- 为反映病情变化和治疗效果的敏感指标。
- 有助于检出亚临床期复发与转移。根据过去20年经验,凡无肝病活动证据、可排除妊娠和生殖腺胚胎癌、AFP>500微克/升持续1个月或AFP>200微克/升持续2个月者,即可作出肝癌的诊断。AFP升高还见于良性肝病,一般说来,良性肝病患者血清AFP上升是暂时的,大多数可在2～3周后下降或处于波动状态,常伴有转氨酶的同步或略早的上升;而恶性肝病的AFP常呈进行性升高,早期也无转氨酶上升。

故事链接

小丽结婚多年,一直未能怀孕,29岁那年她终于怀孕了,难得有喜,所以她定时要到医院去做产前检查。一次她抽血化验,一看化验单上甲胎蛋白增高。什么情况下甲胎蛋白才增高呢?她来到门诊问医生,医生告诉她甲胎蛋白少量增高可能是肝炎或肝硬化,增高多了就应考虑是肝癌,于是问她的指标是多少。小丽说是400微克/升。医生让她赶紧去做肝脏检查。小丽来到内科,做了肝脏的一系列检查,均未发现癌症。这时她又去问妇产科医生。医生问她有没有怀孕,小丽说:"刚检查怀孕5个月。"妇产科医生笑了:"你不是肝癌,这是一场误会,甲胎蛋白增高是由于怀孕引起的。”

怀孕为什么会引起甲胎蛋白增高呢？这得从甲胎蛋白名称或发现说起。

甲胎蛋白是一种糖蛋白，是甲种胎儿蛋白的简称，英文缩写AFP。正常情况下，甲胎蛋白主要在胎儿肝中合成，在胎儿13周AFP占血浆蛋白总量的1/3。在妊娠30周达最高峰，以后逐渐下降，出生时血浆中AFP浓度为高峰期的1%左右，约40毫克/升，在周岁时接近成人水平(低于30微克/升)。妇女怀孕后由于受胎儿影响，体内甲胎蛋白也会有所增高，所以小丽检出甲胎蛋白增高就紧张完全是缺少医学知识引起的一场虚惊。

人除了胎儿期或妇女怀孕等原因外，正常健康人甲胎蛋白一般不再检出。后来发现当人生了肝病或某些肿瘤以后，甲胎蛋白会出现增高，特别是原发性肝癌，其特异性明显，因而临床上常通过检测人血中AFP是否增高来诊断肝癌。就成人而言，大约80%的肝癌患者血清中出现甲胎蛋白升高。此外，患生殖细胞肿瘤者出现甲胎蛋白阳性率为50%。因此，甲胎蛋白最初用于肝癌的早期诊断。正常人血清中甲胎蛋白的含量一般不到20微克/升，但当肝细胞发生癌变时，肝脏又恢复了胎儿时期产生这种蛋白质的功能。所以如在血中查到甲胎蛋白的含量明显偏高，应考虑肝癌的可能性。这种特异的蛋白能在肝癌出现症状之前的8个月就已经升高，此时大多数肝癌病人仍无明显症状，肿瘤也较小，这些患者经过手术治疗后，预后可得到明显改善。此外也因为人出现肝癌时甲胎蛋白增高，现在甲胎蛋白也被广泛地用于肝癌治疗后是否复发的一种的监测指标。肝癌经手术或其他治疗后如甲胎蛋白值居高不下，往往表示癌症复发，病情发展。

不过正常怀孕、少数肝炎和肝硬化、生殖腺恶性肿瘤等也是造成甲胎蛋白偏高的原因，但偏高的幅度不如肝癌造成的甲胎蛋白偏高那么明显，在利用甲胎蛋白诊断肝癌时要加以鉴别。需要注意的是，有些肝癌可以是甲胎蛋白值正常的，故应同时行影像学检查，增加诊断可靠性。

产妇羊水或母体血浆中的甲胎蛋白可用于胎儿产前监测。如在神经管缺损、脊柱裂、无脑儿等时，甲胎蛋白可由开放的神经管进入羊水而导致羊水中甲胎蛋白偏高明显。胎儿在宫腔内死亡、畸胎瘤等先天缺陷亦可导致羊水中甲胎蛋白偏高。甲胎蛋白可经羊水部分进入母体血循环，在85%脊柱裂及无脑儿的母体中，妊娠16～18周血浆甲胎蛋白偏高则有诊断价值，但必须与临床经验结合，以免出现假阳性的错误。

肝癌的影像学检查有哪些？

肝癌的影像学检查有以下几种：

超声显像。是肝癌诊断中最常用、最有效的方法，其可以显示肝内有无占位性病变，提示病变性质，明确病变形态、位置、大小及与邻近脏器的关系。故其可无创伤定位，且价格较低，敏感度高，可重复使用，无放射性损伤，易被患者接受。彩色多普勒超声显像的灵敏性类似于普通B超，但它能够显示器官内部的血流状态，在普通B超难以确定占位性病变的性质时可做彩超检查。

CT扫描。已成为肝癌定位诊断的常规项目，其优点在于：可以明确病灶的位置、数目、大小及与其重要血管的关系，通常以1厘米为检出限；提示病变的性质，尤其是增强扫描有助于鉴别肝血管瘤；有助于放射治疗的定位；有助于了解肝周围组织器官是否有侵犯或转移。特别是在加用造影剂（增强CT）后，CT在定性诊断方面又发挥出了更大的价值，已成为肝癌诊断最重要的手段。

◎ 肝动脉插管造影。经皮穿刺股动脉插管，注入造影剂，根据所显示的肝内血管的异常改变来判断病灶的形态、性质。近年来较常用，并成为诊断肝癌的重要手段。

◎ 核磁共振（MRI）。MRI 的灵敏性要高于 CT，在显示肝癌的组织结构方面也优于 CT，但 MRI 扫描时间较长，容易因呼吸运动而干扰成像，造成影像模糊。

◎ 原发性肝癌血管造影。血管造影在肝癌的诊断中仍占一定地位，对 2 厘米以下的小肝癌，造影术往往能更精确、迅速地做出诊断。目前国内外仍沿用经皮穿刺激股动脉插管法行肝血管造影。近年来研制成功的数字减影血管造影（DSA），可显示背景清晰、对比度增强的造影图像。

◎ 放射性核素显像。临床应用于肝癌的定性、定位诊断，如用于 AFP 阴性肝癌的定性诊断；鉴别原发性和继发性肝癌；肝外转移灶的诊断和肝腺瘤的诊断。由于肝细胞癌阳性率仅 60% 左右，且受仪器分辨力影响，2 厘米以内的病变尚难显示，故临床应用尚不够理想。

用哪种影像学方法检查肝癌更灵敏？

◎ B 超检查。可发现 2 ~ 3 厘米以下的微小肝癌。

◎ 放射性核素肝脏显像。病变的大小在 2 厘米以上才能呈现阳性结果。

◎ CT 和 MRI。有利于肝癌的诊断。当肝癌直径小于 2 厘米或密度近似正常肝实质时 CT 难以显示；肝癌呈弥漫性，CT 不易发现；区别原发性或继发性肝癌有困难；经造影增强肝影后可显示直径在 1 ~ 2 厘米的病灶。MRI 具有的优点是，能更清楚地显示肝癌的转移性病灶，可做不同方位的层面扫描。

◎ 选择性肝动脉造影及数字减影造影。选择性肝动脉造影(DSA)是一种灵敏的检查方法,可显示直径在1厘米以内的肝癌。

(引自《37℃医学网》)

为什么说超声检查是肝癌定位检查首选之检查方法?

超声检查属非侵入性、无损伤检查,可反复利用。应用B型超声波检查,可显示肿瘤的大小、形态、所在部位以及肝静脉或门静脉内有无癌栓等,其诊断符合率可达84%,能发现直径2厘米或更小的病变,是目前较好的有定位价值的非侵入性检查方法。

为什么说肝脏组织活检是肝病诊断的金标准?

目前肝活检是在彩超引导下操作的,穿刺的位置、深度都能够准确定位,所以比较安全。它只取出约不足1毫米粗细、15毫米长的肝组织,对肝脏的损伤很小。由于肝活检是直接取出肝组织进行检查,因而可明确肝脏的炎症程度、纤维化程度,提供各型病毒性肝炎的病原学诊断依据,发现早期、静止或尚在代偿期的肝硬化,根据其形态的特异性改变判断病因,作为慢性肝炎病情、预后的评判指标及进行诊断性治疗的依据等,尤其对用其他方法诊断不明的肝损害、肝占位等明确诊断有重要意义。所以,肝脏组织活检一直被视为肝病诊断的金标准。但该检查也有局限性,如有凝血功能异常、严重黄疸、肝血管瘤及失代偿性肝硬化等疾病的患者不适宜做肝脏组织活检。

胃 癌

胃癌的高危人群有哪些？

专业研究发现，具有下列几种情况的人要注意预防胃癌的发生：

患有胃部疾病的人。如慢性萎缩性胃炎、胃溃疡、胃息肉等。专家指出萎缩性胃炎的癌变与肠上皮化生有关，90%以上的萎缩性胃炎伴有肠上皮化生。因此对伴有肠上皮化生的萎缩性胃炎，特别是出现重度不典型增生的萎缩性胃炎，应予高度重视；而对于病灶大于2厘米的溃疡，特别是胃小弯部病程较长的溃疡，须定期做胃镜检查，如提示有恶变，应立即手术；直径超过2厘米、无带蒂息肉、病理组织学检查为腺瘤性息肉者，应警惕癌变。

经历过胃切除手术的人。残胃发生胃癌的机会超过正常人群，吻合口为残胃癌的好发部位。

A型血的人。研究表明，A型血的人易患胃癌，但仅与弥漫型胃癌有关。

有胃癌家族史的人。专家指出胃癌有一定的遗传性，这可能与家庭相同的生活饮食习惯有关。要做到早期发现，必须对遗传性、家族性胃癌家庭健康成员进行严密的临床监视，最好半年做一次胃镜检查。

当出现哪些症状时需要警惕胃癌？

上腹部饱胀不适。临床半数以上的胃癌患者有此症状。主要表现为莫名的模糊状闷胀感，多在安静时发作，活动、精神分散后可以缓解或消失。

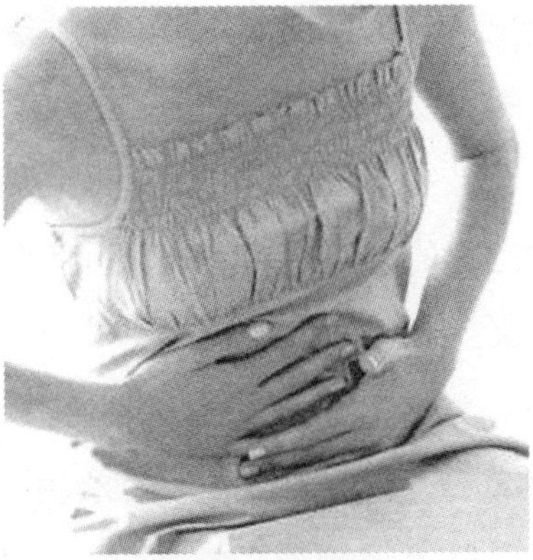

腹　痛

◎ 上腹部疼痛。初起时仅感上腹不适，或有腹胀感，有时心窝隐隐作痛，常被误认为胃炎或溃疡病，尤其是胃窦部癌，常可引起十二指肠功能改变，出现有规律的疼痛。疼痛虽可忍受，但不易缓解或缓解后短时间又出现。

◎ 不明原因的食欲不振、反酸、嗳气、消化不良等。常是胃癌的首发症状，因与胃炎、溃疡病症状类似而易被忽视。

◎ 大便潜血阳性或黑便。潜血阳性，是胃癌较常见症状之一。早期胃癌有此症状者占20%，凡无胃病史的老年人一旦出现黑便，应警惕胃癌的可能。

◎ 原有慢性胃病的疼痛规律发生改变。可表现为由原来的进餐后疼痛变成不规律疼痛，原来效果明显的药服后症状却无缓解等。

◎ 不明原因的乏力、消瘦。体重在2～3月内可下降3～5斤。

◎ 早期胃癌的体征。常无明显体征，多数患者仅可有上腹深部压痛或轻度肌张力增强感。

胃癌的检查方法有哪些?

◎ X线钡餐造影。可以清晰地观察到胃的轮廓，胃的蠕动，胃壁的张力、充盈缺损，胃黏膜的改变，肿块的部位、大小与形态。

◎ 胃镜检查。能直接地观察到胃内黏膜的改变，肿块的位置、大小、界限、有无出血等，并能采取活组织进行病理检查，大大地提高了胃癌的检出率。纤维胃镜和X线钡餐造影是目前对胃癌最有论断价值和最常用的方法。

◎ 胃液分析。是一种最常用而又古老的方法，通过抽取胃液进行有关指标的测定和检查，从而判断胃液是否正常，对胃癌的诊断有一定的意义。

◎ 其他化验检查。血常规因长期失血而呈贫血象，大便隐血试验呈持续阳性，血液中癌胚抗原、甲胎蛋白、聚合酶链反应均有不同程度升高。

近年来随着医学技术的发展，出现新的方法，如CT、电子胃镜、超声胃镜检查、胃动力学检查、胃肠道激素测定等。

呼气试验和X-钡餐检查能代替胃镜检查吗?

呼吸试验、X-钡餐检查、胃镜诊察手段和侧重点不同，是不能相互替代的。

呼气试验的作用仅仅是检测幽门螺杆菌感染。由于部分慢性浅表性胃炎、萎缩性胃炎、胃溃疡、十二指肠溃疡或胃癌可以没有幽门螺杆菌感染，或由于服用了某些药物影响幽门螺杆菌的检测，出现假阴性，所以，呼气试验阴性不等于没有胃病。另外，呼气试验也不能对胃病的种类作出判断。因此，要知道患何种胃病，必须进行胃镜检查。

X-钡餐检查因其方法简便、费用低廉以及适应征广泛，而被广泛应用于临床对胃肠道疾病进行诊断。但X-钡餐检查也有一定的局限性，如它对较大的溃疡比较敏感，但对黏膜轻微异常和微小病灶的诊断则较困难。

比较而言，胃镜检查在直视下进行，可直接看到食管、胃、十二指肠黏膜，从而观察到表浅的病变，如胃黏膜表浅溃疡、萎缩、糜烂、血管病变以及胆汁反流等。其次，胃镜下可取胃黏膜活检，这对胃黏膜萎缩、肠化、不典型增生和胃癌的确诊是必须的，同时活检标本还可做幽门螺杆菌检测。胃镜检查中的这些发现对胃病的治疗有很大帮助，因此多数情况下 X-钡餐检查不能替代胃镜检查。

血液学检查可以诊断胃癌吗？

血液学检查可以帮助提高对胃癌的诊断率。大部分胃癌患者血液中癌胚抗原（CEA，正常值小于 20 微克/升）、甲胎蛋白（AFP，正常值小于 50 微克/升）、蛋白抑制酶剂（ATT，正常值小于 4.7 克/升）、碱性磷酸酶（AKP，正常值小于 13 单位/升）、谷胱甘肽 S-转移酶（GST，正常值小于 2.6 微克/升）等均有不同程度的升高。因而血液学检查对胃癌有一定的诊断价值。

最近，一种新型的免疫 PCR 技术使得胃癌的早期诊断率由 10% ~ 50% 上升至 70% ~80%，为胃癌高危人群的普查提供了一种新型的检查手段。但结果有一定的假阳性，故应结合临床表现和其他项目检查。

胃溃疡会转化为胃癌吗？

胃溃疡属于癌前病变的一种情况，但并不是所有的胃溃疡都会转化为胃癌。一般来说胃溃疡如治疗及时、得当是不会发展为胃癌的。胃溃疡患者一旦出现进行性消瘦、服用抗溃疡药无效、呕血和黑便、疼痛规律改变、腹部包块等症状时，应提高警惕，早去医院检查，防止胃癌的发生。但有研究认为，慢性胃溃疡发生恶变的几率较低，在胃癌发病学中不占主导地位。一项对良、恶性胃溃疡进行的临床病理比较研究发现，仅有很少病例具有从慢性胃溃疡向溃疡型胃癌过渡的临床病理特征，全部病例恶变率平均仅为3.48%。

如何鉴别胃癌和胃溃疡?

由于胃癌的临床表现和胃溃疡很像,因而胃癌患者,特别是年轻患者常被误诊为溃疡,也有些人只是患了溃疡,却整日担心自己患了癌,其实,胃癌与胃溃疡的鉴别可从以下几个方面考虑:

- 病程。胃癌病程短,呈进行性恶化;而胃溃疡病程长,呈周期性发作。
- 人群。胃癌以中年以上者多见,而胃溃疡则多发生于青年人。
- 临床表现。胃癌的疼痛无规律性,逐渐加重,患者常出现不明原因的消瘦,制酸药及抗溃疡治疗效果欠佳或无效;而胃溃疡的疼痛有规律,进食时多能缓解,制酸药或抗溃疡治疗效果较好。
- 大便隐血。胃癌患者大便隐血试验常呈持续阳性,虽经内科一般治疗,隐血不易消失;而胃溃疡患者大便隐血试验在活动期呈阳性,经治疗后可转阴性,这是胃癌与胃溃疡的鉴别要点之一。

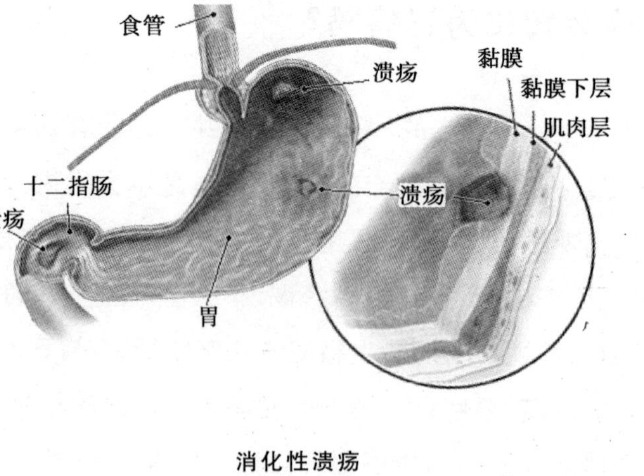

消化性溃疡

◎ 血象。胃癌患者的贫血经调养与治疗不易纠正，尤其是晚期有多部位转移，影响骨髓造血功能，可引起再生不良性贫血；而胃溃疡患者的贫血经治疗或调养后可以纠正。

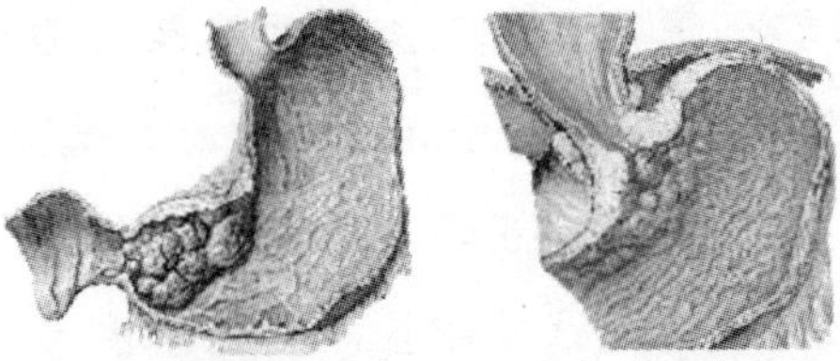

胃　癌

◎ 血沉。胃癌患者的血沉因全身情况恶化而增快；胃溃疡患者的血沉一般正常。

◎ 胃液分析。胃酸缺乏者胃癌发病率常常数倍于胃酸正常或偏高者。胃癌患者的胃液低酸或者无酸；胃溃疡患者胃酸正常或者偏高。

◎ X 线钡餐。胃癌患者可发现恶性溃疡影像或者肿块，表现的龛影在胃腔内，边缘不齐，直径大于 2.5 厘米；而胃溃疡患者龛影小，突出于腔外，直径小于 2.5 厘米。

◎ 胃镜检查。良性溃疡表现为圆形或椭圆形，形状规则，边缘光滑，底平滑有苔，周围黏膜皱襞柔软，向溃疡集中；而胃癌则表现为明显肿块或恶性溃疡，形状不整，凹凸不平，有污苔附着，周围界限不清，伴结节，触之质硬，易出血。

◎ 疗效观察。胃溃疡经治疗症状减轻或消失，出血停止；胃癌经一般治疗无效，病情逐渐加重。

故事链接

刘医生是一位校医，最近正沉浸在痛苦之中：儿子今年才 35 岁，怎么会得胃癌？总认为胃癌是老年人的病，没想到儿子年纪轻轻就得了胃癌，早在一年多前就应该想到。她很后悔！刘医生的儿子是一位挺有出息的外语教师。上大学的时候就患了胃溃疡，在母亲的呵护下，一直在治疗，能治疗溃疡病的药几乎都吃了，但症状仍有起伏。去年，儿子的病有了新的情况，原来饭后上腹部的隐痛变为夜间痛，且常在半夜痛醒，近半年来逐渐消瘦。两个月前儿媳妇感到丈夫气色不好，于是就告诉刘医生。刘医生也很重视，当即为儿子做了血液和大便检验，结果是血色素95克/升，大便潜血试验阳性。刘医生由于不是肿瘤科医生，脑子里面少了一根胃癌的弦，认为是溃疡活动并有少量溃疡出血，于是继续按溃疡病治疗。直到半个月后突然出现大出血，不得已做急诊手术，才发现溃疡病癌变，并已经有腹腔转移了。

这件事发生在做医生的母亲身上，的确让人惋惜，而正是这一点，说明了发现胃癌早期症状的重要性，值得大家警惕和借鉴。一般发病规律是胃溃疡病变日久演变成大溃疡，癌变的几率增高，此外，萎缩性胃炎和胃病兼有幽门螺杆菌阳性者转化为胃癌的风险较大。因此，必要的情况下需要做一下胃镜检查，可以直接地观察病灶，并且可以采取病理标本检查，从而确诊，另外，可检查CA72-4加以辅助性地判断是否有胃癌发生。

常用于诊断胃癌的肿瘤标志物有哪些？

CA72-4。是监测胃癌进程和治疗效果的一个重要指标，若与CEA、CA19-9联合检测，则特异度和敏感度均较好。CA72-4对恶性病变性质的确定具有较高的特异性，可用于检测术后是否残存肿瘤细胞与淋巴结受累。

血清癌胚抗原（CEA）。对诊断意义不大，虽40%～70%的胃癌患者血液CEA水平高于正常，但也与慢性萎缩性胃炎的胃液中的含量有重叠。

CA19-9。胃癌检测阳性率约为42.7%～50%，与CEA联合检测阳性率达70%。可作为恶性肿瘤预后判断和疗效评估的指标。

◎ 胃肠癌抗原(CP-4)。检测胃癌的阳性率为25% ~60%,并与肿瘤分期有关。与CEA联合检测时,可提高胃癌的阳性率。

◎ 组织特异性多肽抗原(TPS)。是反映肿瘤细胞分裂和增殖活性的特异性指标,具有提高肿瘤诊断效率、反映化疗效果、提前预告复发或转移、提示预后等价值。

◎ EGFR。是一种膜结合糖蛋白,可作为肿瘤标志物用于血清学检测。EGFR阳性表达的胃癌具有更大的侵袭性,肿瘤易侵犯浆膜层,此类胃癌多为分化较差的胃癌,因此,EGFR表达可作为判断胃癌预后的重要指标。

胃癌的内镜检查包括哪些?

◎ 色素胃镜检查。口服或向胃黏膜喷洒药物,或经静脉或动脉注射染料色素后,做胃镜检查,观察黏膜颜色改变等,叫染色法胃镜检查,简称色素胃镜,可提高诊断准确性。

◎ 超声内镜检查。是一种较新的技术,可直接地看到胃壁的各层,了解肿瘤的全貌,有助于胃癌的诊断和TNM分期。

胃镜检查对于胃癌有多重要?

胃镜可早期诊断胃癌,胃镜能在直视下对胃的所有部位从多角度进行全面检查,并对病变部位直接摄影、录像、放大,随之钳取样本组织,进行病理诊断。对良、恶性溃疡进行鉴别,确定胃癌的类型和病灶浸润的范围,并可对癌前期病变进行随访检查。对于有胃癌家族史,患有慢性萎缩性胃炎、胃溃疡、胃黏膜肠化和不典型增生及做过胃部切除术的病人,即使病情没有变化，也应定期进行胃镜检查，跟踪判断病情。

气钡双重对比造影比普通造影更容易诊断胃癌吗？

气钡双重对比造影是在普通钡餐造影的基础上进一步改进发展而成的，基本原理是口服少量高浓度低黏稠度的硫酸钡后，通过胃管注入适量的空气或口服产泡剂，注入的空气（或产生的气体）使胃腔充盈扩张，胃壁舒展，此时钡剂均匀分布在胃黏膜上。利用钡剂不能透过 X 线，而空气对 X 线透过良好的性质，在荧光屏或 X 片上就可形成气钡双重对比图象。气钡双重对比造影的广泛应用已使钡餐检查对胃癌诊断的准确率有了明显的提高，而且对早期胃癌的发现也提高到了一个新的水平，同时对胃溃疡等的诊断也更准确了。气钡双重对比造影还可应用于全消化道其他疾患的检查。

目前各医院应用的基本方法大致一样，检查前准备少量温开水，将产泡剂或片（枸橼酸等有机酸和碳酸氢钠 1∶1 混合粉末）送入口中，然后用少许温开水迅速送入并咽下。产泡剂进入胃内即产生大量的气体，可能会有胀气感。为了防止气体外溢，尽量防止嗳气。此后即喝下高浓度的钡剂进行造影，造影过程与普通钡餐过程一样。有时根据需要，在气钡双重对比造影时肌注 654-2 等药，使胃的蠕动减慢，胃液分泌减少，胃壁松弛，胃黏膜更加舒展，影像更为清晰。

（引自《健康藏药网》）

CT 检查能确诊胃癌吗？

CT 检查能准确地提示胃壁的厚度，并可清晰地扫描胃癌直接侵犯胰腺、食管、脾脏、横结肠、肝脏的情况，以及肾上腺、淋巴结、肾脏、卵巢和腹膜腔的转移灶。这对临床选择和制订胃癌的治疗方案颇有帮助。但诊断胃癌最实用的检查手段是胃肠钡餐造影及胃镜。CT 虽然是比钡餐造影和胃镜更先进的检查手段，但 CT 检查的长处是用于实质性脏器，而对空腔性脏器的检查却恰恰是其短处。就胃癌来说，如果用 CT 来诊断较早期的胃癌，且不说需要用特殊的显影液和昂贵的费用，其检查的可靠性也远远比不上胃肠钡餐造影或是胃镜检查；如用于诊断晚期胃癌，想了解胃癌是否已向肝脏等脏器转移，或是寻找癌症向周围转移的淋巴腺，那时做 CT 检查才有实际意义。

食道癌

食道癌的早期症状有哪些?

最多见为咽下食物尤其是固体食物时有哽咽感，可自行消失和复发，故易被误认为功能性症状。

胸骨后和剑突下疼痛较多见，但并非持续发生，而是间歇性或在劳累后及快速进食时加重。这是因为食管本身随时都在蠕动，只有当蠕动到病变部位时才会出现症状。

食物滞留感和异物感。咽食过程中食物（特别是干硬食物）经过病变区可能产生一种异物感，而且常固定在一个部位，有的病人描述为“像有永远咽不完的东西的感觉”。因症状轻微并呈间歇性发生，也易被疏忽。

咽喉部干燥和紧缩感。胸前部始终有一种闷气感，似有一物体堵塞，使胸内呈紧缩的感觉，在吞咽食物时尤为明显，但不影响正常生活和工作。

◎ 其他，包括胸骨后闷胀不适、背痛和嗳气等症状。后期症状主要为咽下困难。进行性咽下困难是绝大多数患者就诊时的主要症状，此时已有约 2/3 的食管周径被癌肿浸润，数月内病情逐渐加重，由不能咽下固体食物发展至不能咽下液体食物，并可能出现食物反流，反流的食物中可含有血液和脓液。

故事链接

69 岁的老谭，退休工人，平时嗜酒、嗜烟，酒龄 40 年，烟龄 50 年，早年曾以高粱米饭和玉米饼做主食。半年前进食馒头时有梗阻感，未介意。3 周后每餐必出现吞咽受阻症状，喝汤后即可下咽。此后逐渐加重，及至喝稀饭或牛奶有时也不能下咽，偶有呕吐黏液，但咀嚼花生米后能下咽，故终日咀嚼花生米。后来又发现自己的体重好像减少了很多，一称后发现竟然减少了 15 千克，于是被家属催促到医院检查。因为他有冠心病，心功能严重代偿，因此医生未行食管镜检查。采用了 X 线钡剂检查，检查时候发现老谭的食管中段有蕈状隆起长达 3 厘米，环食管周长约 2/3。为了确诊，医生继续给他做了经食管拉网细胞检查，诊断为中分化鳞状细胞癌。

老谭的发病根据他的生活史来看，决非偶然。一般认为进食过烫、过快、过粗燥或过辣，均易刺激食道导致食道癌变。所以凡是有和老谭类似生活史的人均应定期做健康检查，可通过查血检查一些与食道癌有关的血中指标，以早期发现，不要等到食道不畅、进食有些不便时才去检查，那时食道癌往往已发展到中晚期。

疑似食管癌要做什么检查？

食管癌的检查方法很多，但常用的有以下几种：

◎ X 线钡餐检查。是诊断食管癌的重要手段之一。在 X 线透视下可观察食管的蠕动状况、管壁的舒张度、食管黏膜的改变、食管充盈缺损及梗阻程度。食管蠕动停顿以及逆蠕动，管壁局部僵硬不能充分扩张，黏膜紊乱、中断和破坏，管腔狭窄、不规则充盈缺损、溃疡或瘘管形成以及食管轴向异常等，均为食管癌的重要 X 线征象。此项检查方法简便、廉价，病人无痛苦。

◎ CT 检查。可以较清晰地显示食管与邻近纵膈器官的关系。一般情况下正常食管与邻近器官分界清楚，食管壁厚度不超过 5 毫米。如食管壁厚度增加，与周围器官分界模糊，则提示食管病变存在。此外，CT 检查可指导医生决定治疗方式。但 CT 不能显示食管黏膜的改变，难以发现早期食管癌。它与 X 线检查相结合，有助于食管的诊断和分期水平的提高。

◎ 纤维内窥镜检查。可以在直视下观察食管黏膜的改变，肿瘤部位、大小与形态，同时还可以做活检，为临床医生提供诊断和治疗依据。它与脱落细胞学检查相结合，可提高检出率，是食管癌理想的诊断方法，但有一定的痛苦。

◎ 食管脱落细胞学检查。由食管细胞采集器通过与食管黏膜接触摩擦，将采集物涂片检查，其准确率在 90% 以上。该方法简便、安全、可靠，大多数病人能接受，但食管有出血及出血倾向或伴有食管静脉曲张者应禁用，有食管深溃疡或合并高血压、心脏病及晚期妊娠者应慎用。

◎ 食管超声内镜检查。近年来，食管超声内镜检查逐渐应用于临床。其优点是可以比较精确地测定病变在食管壁内浸润的深度；可以检测出壁外异常肿大淋巴结；可以比较容易地确定病变在食管壁的部位。

故事链接

一年前，李老太突然进食受阻，汤水难咽，被确诊为食管中段鳞癌。因为年龄大，不能耐受外科手术而接受了光动力治疗。两次治疗后，老人吃稀饭、面条都很顺溜，一个月后就能吃软干饭。出院时，医生、护士千叮咛万嘱咐，要她饮食以细软为主，吃饭要细嚼慢咽。最初，老人和子女每顿饭都按医嘱不敢怠慢，时间长了，医生的话也慢慢淡忘了。

日前，李老太家里来了亲戚聚餐，她吃了一块猪蹄髈肉后，心口隐隐发堵、疼痛，之后的两天，吃东西就呕吐，汤水也无法咽下了。

是不是食管癌复发了？李老太再次来到医院，医生用胃镜检查发现，一块肉团堵住了食管腔。此时，老人的食管腔内充血，水肿明显，再晚一些就诊就有可能引起食管过度扩张穿孔。经过及时治疗，老人又能正常进食了。

食管癌病人治愈之后，进食一定要注意少吃多餐，细嚼慢咽。尽量不要吃粗纤维蔬菜和整块瘦肉，以免引起消化道堵塞。一旦发生堵塞，要及时到医院看医生，千万不要强咽和催吐，以免发生不测。

食管癌的肿瘤标志物有哪些？

对食管鳞状上皮细胞癌最敏感的标志物是鳞癌相关抗原(SCC)。在食管癌Ⅰ期病人中约有10%～30%的人SCC升高，到Ⅲ期时有80%以上的人SCC升高。SCC和CEA、CA19-9三个标志物同时测定，可大大提高敏感性，尤其是可将Ⅰ期的敏感性从30%提高到90%左右。但食管与胃连接处的癌变则与鳞状上皮细胞癌不同，对这一部分癌较为敏感的标志物依次是TAG72、CA19-9、CEA。

食道癌容易和哪些疾病混淆?

贲门痉挛。此病女性较多见。病程长,症状时轻时重,常与精神因素有关,呕吐食物时返流量大,放射线检查可鉴别。

食管憩室。放射线检查可见食管局部有一明显的外突之憩室,颈部与底部宽窄多一致,或颈部较宽,黏膜光滑。

食管炎。主要表现为食管下部灼热,吞咽时有轻度疼痛。少数伴有黏膜水肿、痉挛等。可出现吞吐困难或胸骨后疼痛,多数经治疗后能消失,必要时应做食管镜鉴别。

食管肉瘤。以平滑肌、纤维组织、横纹肌组织来源为多见,瘤体较大,临床症状与食管癌相似,确诊需经病理活检。

食管乳头状瘤。是由食管黏膜局限性增生形成的分叶状或分枝状肿瘤,腔内突出,表面覆正常的黏膜,偶见变成食管鳞状细胞癌,病理诊断可以鉴别。

梅核气。女性多见,常有明显的精神因素,自觉咽喉部异物感,吐之不出,咽之不下。放射线检查无阳性发现。

故事链接

有一个小学校长,一年前其母亲因食道癌病故。一次,他赴宴时被一块鸡骨头卡住,到医院经五官科医生用器械取出后,还是觉得咽喉部不舒服,于是就买了些消炎药服下。想不到他想象的这种炎症就是消不掉,并且喉咙越来越紧,好像有东西卡住,但吃饭却不受阻挡。他心想母亲因食道癌病逝,自己会不会也得了这种病?到医院检查,却没有发现肿瘤,仍旧继续消炎治疗,但喉咙还是很堵,总觉得有块东西堵在食管中。于是他来到省城大医院进一步检查,检查结果仍不是食道癌,他心中不甘,于是来到上海。上海一家医院给他做了食道拉网寻找食道脱落癌细胞检查，这时依然没有发现癌症。在没有办法的情况下他来到上海某中医院求医，医生号脉问诊后又看了他一些检查病史资料，告诉他：请放心，你患的病是“梅核气”，回去吃中药即可治愈。校长回到家里，吃了5帖中药，果然食道异物感全消除了。

那么什么叫“梅核气”呢？“梅核气”又称之为“癔病球”，这种病主要表现为咽喉下面有异物感，吞咽不下，吐之不出，像有一块煮熟的肉堵在食道中。这种病中医认为主要由痰气所结导致，治疗应化痰理气。据统计，女性患这种病较多，性格忧郁不开朗，遇事多疑尤易患病。这种病在大众中极易被自认为是得了癌症。此病与食道癌的主要区别是：食道癌表现为进食困难、不畅，而“梅核气”的病人虽自觉有异物堵在喉中，而进食却很通畅；另外，食道癌多表现为消瘦，此病体重却多无变化。

早期食管癌与食管炎有何异同？

临床上如出现胸骨后疼痛、吞咽困难、梗阻或伴返流、呕血或黑便、声音嘶哑、体重减轻和厌食等症状时，应怀疑是否得了食管癌。X线钡餐、CT扫描和食管镜检查见食管管腔变狭窄、不规则充盈缺损、黏膜改变、内有肿物或食管脱落细胞学检查阳性，即可以确诊。

早期食管癌与食管炎均可出现胸骨后不适、烧灼感或疼痛，食物通过时局部有异物感或摩擦感，有时吞咽食物在某一部位有停滞或轻度梗阻感，下段食管癌还可以引起剑突下或上腹部不适、呃逆、嗳气。但食管癌的症状与吞咽食物有关，进食时加重；而食管炎病人在吞咽食物时这些症状反而减轻或消失。局部活检病理学检查有助于明确诊断。

钡餐透视前应注意些什么?

一般在造影前2小时禁饮水,且吞钡前应询问病人进食情况,如有明显的吞咽困难,则应给予稀钡,以免发生梗阻。怀疑为食管瘘时,应采用碘油或76%的泛影葡胺进行检查。服钡餐前需要先做胸部及上腹部常规透视,了解心脏及肺部情况,并仔细观察食管周围的脏器,如纵膈、肺门及胃底是否有软组织肿块阴影,以便鉴别病灶是食管内还是食管外疾患。

大肠癌

哪些人易患结肠癌?

据数据显示,结肠癌的发病人群有年轻化趋势,尤其是下列几种结肠癌的高危人群应定期到医院做肠镜检查:

- 慢性肠炎患者。尤其是患溃疡性结肠炎的病人比普通人得结肠癌的几率要高得多,多见于幼年发病病变范围广、病程长的患者。有数据显示,溃疡性结肠炎患者得结肠癌的发病率是常人的30倍,往往在发生慢性溃疡性结肠炎10年后开始癌变。
- 有结肠息肉病的人群。研究表明,有结肠息肉患者的结肠癌发病率是无结肠息肉患者的5倍。家族性多发性肠息肉瘤,癌变的发生率更高。部分结肠癌是从小的癌前病变发展而来的,发病的主要诱因就是不良息肉。
- 有结肠癌家族史的人。结肠癌有明显的遗传性。一级亲属得过结直肠癌的人,其下一代在一生中患此病的几率比普通人群要高得多。

大约25%的新发病人有结直肠癌的家族史。

◎ 有下腹部放射治疗历史的女性。此类女性一旦出现便血、下坠、排便习惯改变等直肠症状,就要及时进行肠镜检查。

◎ 经常大便异常者。结肠癌早期时,病变主要发生在肠道黏膜,影响肠道正常功能而出现大便习惯改变,包括大便的规律改变、大便性状改变等,即出现慢性腹泻、慢性便秘等,或者长期的粪便潜血阳性。当出现此类情况且持续时间长,对症治疗效果欠佳时,要考虑结肠癌的可能。

结肠癌能通过自查来预防吗?

不少早期结肠癌患者在临床上毫无症状,常被忽视,也易漏诊。但随着病程的发展和病灶的不断增大,会产生一系列结肠癌的常见症状,诸如大便次数增多、大便带血和黏液、腹痛、腹泻或便秘、肠梗阻,以及全身乏力、体重减轻和贫血等症状。因此对中年以上患者有下列表现时应提高警惕,考虑有无结肠癌的可能:

◎ 近期内出现排便习惯改变(如便秘、腹泻或排便不畅)、持续腹部不适、隐痛或腹胀。

◎ 粪便变稀,或带有血液和黏液。

◎ 粪便隐血试验持续阳性。

◎ 原因不明的贫血、乏力或体重减轻等。

◎ 腹部可扪及肿块。

有上述可疑现象时,除做进一步的病史询问和体格检查外,应进行系统检查,以确定诊断。

肠癌的早期症状有哪些?

便血。尤其是黏液血便或大便表面带血。当肿瘤生长到一定程度时,即可出现便血,血色多淡暗,黏附于大便表面。粪便镜检可发现红细胞,大便潜血试验呈阳性。对有血便或大便潜血试验持续阳性的病人,应首先考虑有大肠肿瘤的可能,并应做进一步的相关检查。

大便习惯改变。便秘、腹泻或二者交替出现,经一般治疗无效或反复发作;大便次数由原来的每天一次变成两三次,每次大便完毕后有大便不尽的感觉。

大便形态改变。指大便变细或成形大便一侧有沟。

腹部不适或腹痛。肠癌患者因肠道梗阻会腹胀、腹痛,其中腹痛的发生率较腹胀的发生率高。疼痛部位多在中下腹部,程度轻重不一,多为隐痛或胀痛。

出现无明显原因的体重下降、贫血、乏力等慢性消耗性症状。随病程进展,病人可出现慢性消耗性症状,这与便血、摄入不足以及消耗过多有关。

为什么肠癌难以早期发现?

肠癌早期症状不明显,特别是腺癌和鳞癌,生长比其他癌相对缓慢,早期可以没有明显症状,甚至多年没有症状,较难发现。待出现症状,一般癌症已到中晚期。此外,肠癌常与其他疾病混淆,如痔疮、肛裂、肠息肉、痢疾、胃溃疡、结肠炎等。其中,有50%的直肠癌病人早期被误诊为痔疮。近年来,肠癌日趋年轻化,特别是一些40岁左右的精英易患肠癌。

他们因忙于工作而饮食不规律，消化道生理节律被打乱，精神压力大，饮酒过量，常影响肠胃功能，使湿热存于肠内，肠道运行不畅。而且，年轻人免疫功能强，身体的对抗反应激烈，会刺激癌细胞加速生长。但青壮年往往忽视自己的身体健康状况，导致肠癌难以早期发现。

贫血也是结肠癌的首发症状吗？

结肠癌以缺铁性贫血为首发表现者并非鲜见，其早期患者无腹痛、腹胀、便秘和腹泻交替现象，又无腹部肿块扪及，无浓血便等结肠癌症状，因此十分容易被漏诊。

肠道对维持正常人体内铁的平衡起很重要的作用，当肠道发生肿瘤时，造成铁的吸收、利用障碍；同时，单核-巨噬细胞对铁具有特殊的亲和力，以致血清铁降低，造成贫血。这种因肠癌引起的缺铁性贫血的特点是，经补铁治疗，患者血红蛋白时高时低或始终难以纠正。据报道，约有10%的胃肠道肿瘤会合并消化道出血。

因此，对每一位疑诊贫血的患者均应反复做大便潜血试验，以确定有无胃肠道失血因素的存在。成年人尤其男性，如发生不明原因的缺铁性贫血，即使多次大便潜血试验阴性，也应高度警惕有无结肠癌的存在，应做全结肠镜检查或钡灌肠、气钡双重造影，以便早期发现，及早手术，争取良好的预后。

故事链接

小范这段时间总感觉头晕，疲劳无力，工作也没有劲头，到医院检查后发现，他患了缺铁性贫血，于是医生给他补充铁剂及叶酸等治疗一个半月。尽管小范按时吃药，注意休息，但症状并没有明显改善，到医院里复查血红蛋白，竟发现无明显上升。之后又补铁治疗两个多月，血红蛋白一度升至101克/升,但没多久又跌至58克/升左右。

难道是血液疾病?小范被转入血液科诊治。在血液科,医生给小范再次做了血涂片与骨髓涂片检查,仍然确诊为缺铁性贫血,但是缺铁性贫血是由什么原因引起的呢?论营养与富铁食物的摄入,小范不缺乏,此外他没有痔疮、胃病、慢性腹泻等病史。血红蛋白刚升上去没多久又降下来,这血是从哪里少掉的呢?为什么小范的缺铁性贫血经正规治疗总是纠正不了呢?血液科在找不出原因后请高级专家会诊。专家根据小范的病情结合自己几十年的诊病经验判断小范应该查一查肠道,看肠道有没有溃疡性结肠炎、结肠癌,大便有没有潜血?于是医生为小范做了全结肠镜检查,果然发现肠道有肿瘤,血是由于肠道肿瘤渗血漏出去的,经病理检查诊断为横结肠癌和腺癌,于是转为外科进行手术切除。

经常便血是肠癌还是痔疮?

痔疮是一种比较常见的疾病。痔疮有外痔和内痔之分,对人的身体健康无多大影响。直肠癌初期很容易被误诊为痔疮,主要是直肠癌与痔疮的临床表现有诸多相似之处,如便血、大便次数增多等。肠癌早期和痔疮有以下几点可以鉴别:

痔疮患者的便血血液多数是随着大便排出后滴下来。内痔出血常常不伴疼痛(如果痔疮合并感染,也会有肛门部跳痛)。出血量不大时,仅粪便表面带血,或排便后滴出几滴血;出血量大时,可以血流如注,血色鲜红,常常染红整个便器。而直肠癌患者出血血色稍暗,大便常混有血液、黏液和脓液。

痔疮通常不会引起排便困难,尤其是大便变细,即使是痔核脱出嵌顿,也只表现为短期的因排便疼痛而不愿用力解大便,一旦水肿及炎症消退后，立即可恢复正常；而直肠癌的患者，早期即可出现排便困难，大便变细，伴有腹部膨胀，阵发性腹痛，有时甚至可感到肠子的叫鸣音，症状一旦出现，一般不会自行缓解，且常呈进行性加重，病人常常诉苦排便困难，经常有残便感，频繁产生便意，可有里急后重感，疼痛多在直肠癌的晚期出现。

大部分的痔疮和直肠癌都发生于手指可以触及的部位。如果用手指由肛门伸入触之，感到内部有一些凸起的小粒则为痔疮。如果感到肠内有菜花硬块或边缘隆起中央凹陷的溃疡，并发现肠腔狭窄得仅能容纳一个手指，检查后，指套上沾有血液、脓液和黏液者，则极可能患上了直肠癌，应该快去医院就诊，以免错失治疗机会。

直肠癌患者肿块往往不会缩小，只会逐渐长大，表观呈菜花样，淡红色，触之易出血；而痔疮水肿所出现的肿块往往是光滑的，呈暗红色或暗紫色，触之不易出血。

痔疮可能发生在任何年龄的人身上，而直肠癌的患者多是中年人或老年人。

故事链接

七十多岁的黄老伯患痔疮三十几年了，情况时好时坏，疼痛和便血严重时，他就去药店买药自己搞定。近半年来，黄老伯便血越来越频繁，用了以往的痔疮药也不管用，而且人也渐渐地消瘦了。一周前便血更严重了，于是到医院里打了止血针，但依然止不住血。经过检查，医生发现黄老伯的痔疮并不是便血的来源，于是仔细询问了病史，又做了肠镜检查，最终发现黄老伯患的是结肠癌，肠子都被堵了一大半，幸好没有转移，做了结肠癌根治手术后，病情终于得到遏制。

其实类似黄老伯这种情况的人很多，中国人有一种说法叫做“十人九痔”，一般人过中年以后特别是久坐久立者，再加之平时喜欢吃辣往往都患有痔疮。痔疮引起肠道出点血似乎对人健康威胁不大，所以很多人都不会在意，其实他们不知道不仅痔疮会引起出血，结肠癌、直肠癌、肛门癌、肛裂也会引起肛门出血，千万不可被痔疮遮挡住眼目而延误病情。

结肠癌与直肠癌有什么区别?

直肠癌首先表现出的是直肠的刺激症状，如腹泻、里急后重（肛门坠胀欲便感）及排便不尽感，有时每日排便可达数十次，但每次量不多。后期可出现腹痛、腹胀、停止排便、排气等肠梗阻症状，且可出现大便变细、变形，并可伴有脓血及黏液等。

结肠癌多以消耗为主要表现，可出现进行性贫血、消瘦、乏力、低热等症状，可因粪块或癌肿而在腹部触及包块。早期结肠癌多表现为大便习惯改变，常可见便秘和腹泻交替出现，便中混有暗红色血，腹痛，腹胀，腹鸣等，晚期出现肠梗阻症状。

大肠癌的检查方法有哪些?

◎ 肛门指检。肛门指检简单易行，病人取膝胸位或侧卧位，先用食指按摩肛门后壁，使肛门括约肌松弛，嘱患者深呼气，同时将食指缓慢推进，凭指感触诊直肠内有无异常改变——一般可以发现距肛门口 7 ~ 8 厘米内的直肠肿物。

◎ 结肠镜检查。通过直肠镜或纤维结肠镜，能在直视下观察结肠黏膜的改变和病灶的形态、范围、大小，并能取活组织做病理诊断。此项检查对大肠癌的诊断最有效、最安全、最可靠，绝大部分的早期病变均可发现。

◎ 结肠气钡双重造影。检查前一天开始禁食、导泻、清洁肠腔，检查时通过肛门注入气体和钡剂使结肠充盈，在 X 线透视下可以直接观察到结肠的形态、充盈缺损、蠕动、张力、黏膜的改变，以及病灶的大小、范围、梗阻及程度，是目前大肠癌的常规检查，但对小于 0.8 厘米的病灶仍难以发现。如有临床症状，需进一步做其他检查。

◎ CT 扫描。CT 检查不但可以显示结肠本身的病变，而且可以显示病灶与邻近器官的关系，判断有无腹腔淋巴结肿大，对结肠癌的分期有重要意义，尤其对估计不能直接手术、而在应用外放射或局部腔内放疗后有可能进行手术切除的病人更有价值，对复发性肿瘤的诊断敏感性为 100%，特异性为 95%。

◎ 实验室检查。肠癌患者大便隐血试验阳性，血色素低于正常，血液 CEA 和 AFU 值升高。但 CEA 和 AFU 检查不具有特异性诊断价值，有一定的假阳性和假阴性，不适合做早期诊断；对估计预后、判断疗效和复发却有一定帮助。

◎ 数字减影血管造影。数字减影血管造影术能够观察到肠癌的位置、大小、分布和供血情况，也能观察其对邻近器官的侵犯情况，还能对患者进行介入治疗，但不作为早期诊断的主要方法，主要为医生制订手术方案提供参考。

◎ 癌胚抗原检测。健康成人血清的癌胚抗原浓度很低，在大肠癌、胰腺癌、胃癌、小细胞肺癌、乳腺癌等患者体内明显升高。故测定癌胚抗原只能笼统地判定是否得了癌症。因此，此法不宜用于大肠癌的早期诊断，可用于辅助诊断、监视复发、疗效观察等方面。

此外，尚有超声图像检查和核磁共振检查，此两种方法目前也越来越广泛地应用于临床。

肛门指检对于肠癌有何意义?

肛门指检是肠癌最重要的诊断方法,其具有简单、易行等优点,因而被广泛应用于临床当中。研究表明,90%的直肠肿瘤可通过肛门指检而发现。肛门指检不仅能检测出中、低位,尤其是据肛门7~8厘米之内的直肠肿物,还可对大便的性质、是否便血作出判断。肛门指检应注意操作手法,使肛门括约肌松弛,嘱患者深呼气,同时将食指缓慢推进。如指检时触及肿块,应注意其位置、大小、硬度及基底活动度,同时应检查黏膜是否光滑,有无溃疡及压痛,肿块是否固定在盆骨或骶骨等。如病灶位于前壁,男性必须查明与前列腺的关系,女性应查明是否累及阴道后壁。直肠完全固定的病人,由于会阴部受侵,各个部位检查时都有狭窄的感觉。了解肿瘤下缘至肛门的距离,有助于手术方式的选择。

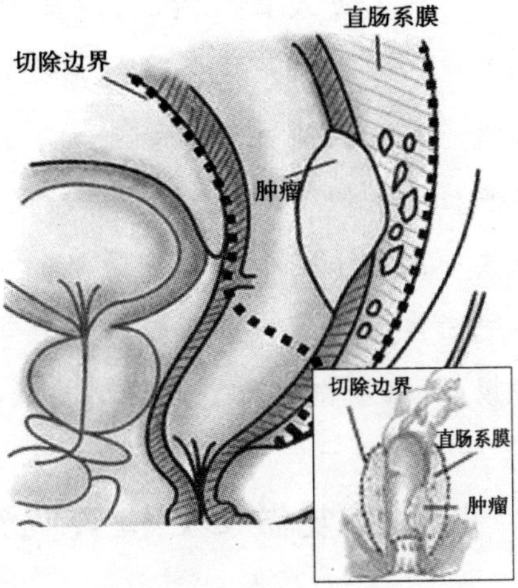

直肠癌及手术剖面图

故事链接

62岁的况师傅是厂里的元老。他脾气好,喜欢交朋友,尤其与厂职工医院的医生、护士关系都很好。况师傅的看病经过也很特别,常常满面春风地跨入诊室,大声嚷嚷说:"李大夫你好!"医生答道:"你好,要啥药?""拉肚子拉了好几天了,给来点好药吧!""诺氟沙星行不?""行!"就这样一问一答,一次看病的任务就圆满完成了。但是没想到,3个月后,人们得知,此时的况师傅已经是一个直肠长了一圈癌的晚期患者了。

一般是每半年,肿瘤生长至直肠周径的1/4,长满直肠整个周径的时间为两年,所以况师傅的病至少已两年多了。这两年多以来,况师傅都是按照上面的方式看病的,直到每天排5~6次的脓血便,才被引起注意。如果这两年中有一位医生能为况师傅做一次体检,如果有一位医生能给他做一次直肠指检,后来的一切也可能会变掉。那么什么是直肠指检?这种检查其实很简单,说白了就是医生戴上手套,涂上润滑油,伸进肛门触摸一圈。不要小看这种简单的检查,却能发现肛门、直肠有没有病变。当手指摸到肛门一圈有肿块且有些硬,甚至手套上还粘上些血,就得提高警惕,赶快去做有关直肠癌的检查,以免病情被延误。

肠癌需要做CT检查吗?

CT主要适用于了解肿瘤向肠管外浸润的程度和有无淋巴结转移或向远处脏器的转移。亦可为术前分期及术后复查提供依据,尤其对于估计不能直接手术、而在应用外放射或局部腔内放疗后有可能进行手术切除的病人更有价值。CT对晚期直肠癌和复发性直肠癌的手术估计有较大意义,可以直接观察到肿瘤是否侵犯骨盆肌肉、膀胱和前列腺。

一般手术后3个月时可做盆腔CT检查,作为基础片,以便于随访时对照用。手术后2~3年内应每隔6~8个月做一次CT检查,或当CEA升高时复查CT。此外,CT对复发性直肠癌应用放疗可提供正确的定位,并确定适当的靶体积。

(引自《肿瘤癌症网》)

肠癌最可靠的诊断方法是什么?

纤维结肠镜检查能在直视下观察病灶情况,并能取活检作为病理学诊断,是结肠癌最可靠的诊断方法。由于直肠-乙状结肠镜插入深度一般为25～30 厘米,只能发现位于直肠及乙状结肠的病变,故需通过结肠镜对全段大肠进行检查(即全结肠检查),减少漏诊发生在高位结肠的同时癌的可能性。同理,大肠癌患者手术治疗后,需定期复查并及时发现异时性多原发性大肠癌,以在早期得到进一步治疗。

癌胚抗原(CEA)对于大肠癌的诊断有何意义?

CEA 不具有特异性诊断价值,既可有假阳性,又可有假阴性。癌胚抗原是直结肠癌肿瘤的生物化学标志,根据其数值可预测肿瘤的预后:病情好转时,血清癌胚抗原含量下降,病情发展时则升高;若含量持续不断升高,超过正常的 5～6 倍者均提示预后不良;手术切除肿瘤后 6 周,其含量应该恢复正常,否则提示体内有残存的肿瘤。

大肠癌的病理学检查包括哪些?

- 脱落细胞学检查。采用直肠冲洗,直肠镜下刷取,肛门直肠病灶处指检涂片做涂片细胞学检查。
- 活检标本的病理取材的检查。

胰腺癌

胰腺癌早期的症状是什么?

◎ 厌食、消化不良及体重下降。乏力与食欲不振是胰腺癌甚为常见的症状,尚可伴有腹泻便秘、腹胀、恶心等胃肠道症状,消化不良和体重下降的约有 10%。部分病例可出现脂肪泻和高血糖、糖尿。

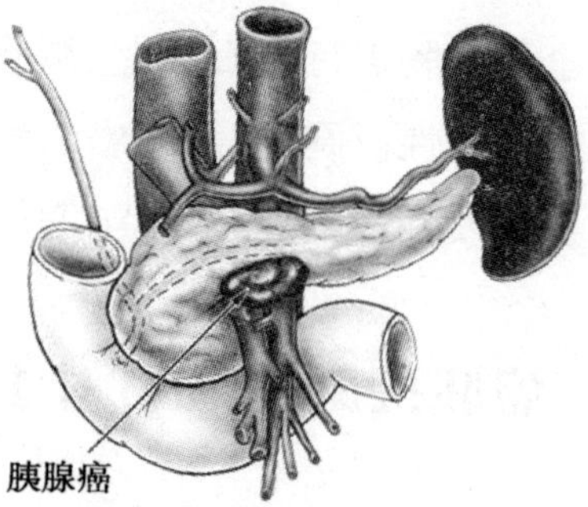

胰腺癌示图

◎ 腹部不适或疼痛。约有半数患者以腹痛为首发症状,胰腺癌的早期症状可表现为上腹疼痛和说不清的不适感,闷堵感,时轻时重,时有时无,一般夜间更明显。其不适感的部位较深,范围较广,性质较模糊,且有进行性加重现象。约有 20% 的病人腹痛会放射到背部、左肩部,疼痛在仰卧时加剧,坐立、弯腰、侧卧、屈膝时减轻。

◎ 黄疸,表现为皮肤及巩膜发黄。黄疸是第 3 位最常见的症状,通常是进行性加重的,但也有呈自然波动状态的。一般胰头癌黄疸较多见,且出现较早,癌肿局限于体、尾部时多无黄疸。黄疸多属阻塞性,呈进行性加深,伴有瘙痒等症状,偶尔可能见到瘙痒出现在临床上黄疸发生之前。对于邻近总胆管的早期胰腺癌患者,黄疸可能为唯一的临床表现。

胰腺癌易“盯”上哪几类人呢?

胰腺癌的临床表现非常隐匿,其部位较深,早期常无明显症状,又因其发展迅速和预后极差,是一种恶性度极高的消化道肿瘤。目前研究表明,胰腺癌的高危人群主要有以下几类:

- 年龄在40岁以上的中老年男性。
- 排除肝、胆、胃、肠等疾病,上腹部出现非特异性症状,如若有若无的上腹部痛或原因不明的顽固性上腹部、腰背痛,以及出现不明原因的厌食及消瘦等症状的患者。
- 有胰腺癌家族史者。
- 吸烟、大量饮酒、职业暴露(长期接触有害化学物质等)、长期高脂饮食及肥胖者。
- 急、慢性胰腺炎患者。
- 无家族史,无肥胖,突发糖尿病,特别是不典型糖尿病者等。

胰腺癌为何很难被早期发现呢?

近年来,帕瓦罗蒂、沈殿霞等“重量级”明星相继因胰腺癌去世,胰腺癌开始引起人们的关注。然而,一个困扰医学界的难题始终存在:如何早期发现胰腺癌?

早期的胰腺癌变在体检中难以被发现,因为胰腺的位置隐蔽:胰腺是腹膜后一个细长条的器官,只有两三厘米宽,与胃、十二指肠、肝、胆等器官相邻,从正面看“躲”在胃的正后方,贴着背部,从后面看,又有腰肌、脊椎等遮挡,在一般的体检中很难被发现。另一方面,胰腺本身神经不丰富，早期肿瘤不会引起疼痛，也缺少典型症状。大多数患者只是有食欲不振、恶心呕吐、吃饭时腹痛（胰腺分泌消化酶对胰管产生刺激导致）等消化道症状，容易被误以为胃病，如果肿瘤发生在胰头部，早期会出现黄疸症状，不少患者往往首先以为得了“肝炎”。进行一阶段“对症”治疗后不见好转，才到医院做 B 超、CT 检查，往往被医生遗憾地告知已是晚期胰腺癌，已贻误了手术治疗的时机。

胰腺癌的诊断虽然相对比较困难，预后差，但决不是“绝症”。在此病的早期并不是没有蛛丝马迹可寻的，如果及早就医，少走弯路，还是可以较早得出诊断的。

故事链接

王先生刚刚退休，平时身体不错，吃饭、睡眠、血压一切都好。突然一天王先生觉得腹部有点不太舒服，食欲下降，体重减轻，随后出现黄疸。王先生马上来到医院检查，血检验显示，血清胆红素明显升高，谷丙转氨酶达 200 单位，空腹血糖 8 毫摩尔/升，被当做“急性病毒性肝炎”合并糖尿病后住院。但令人奇怪的是，在隔离病房进行“保肝治疗”后，转氨酶降至 100 单位，而黄疸却越来越深，且各项病毒性肝炎的标志物均呈阴性，再进行 B 超检查，则报告胰头部有肿块，边缘不清。至此，医生诊断他患了胰头癌，并承认“病毒性肝炎”是误诊，嘱他赶快离开肝炎隔离病房，到外科去做进一步检查和治疗。

在医学界，类似王先生是胰腺病而被误诊为是肝病的人不在少数，为什么二者易误诊呢？其原因有二，其一是肝与胆相连，肝病特别是急性病毒性肝炎，常表现为黄疸指数增高，周身发黄，这是连老百姓也知道的常识；其二是胰头和胆总管都开口于十二指肠，当胰头有肿块，胆总管的开口往往也被胰腺肿瘤堵塞，胆汁不能流到肠中，而出现黄疸。所以病人千万不能仅凭自己的经验去看病，医生更不可仅凭局限经验作出粗疏的诊断。

如何分清胰腺癌和“小胃病”?

中上腹部疼痛是胰腺癌早期最常见的临床表现。由于其疼痛位置与一般胃痛、胆痛相似,而且其疼痛往往在饭后1～2小时加剧,少进食或不进食可减轻疼痛,伴随恶心、呕吐、腹胀等胃肠道症状,更容易给人造成疼痛是由胃病引起的误觉。

一般认为40岁以上患者出现前述早期症状者,应考虑胰腺癌的可能,建议早做B超检查,必要时做CT检查,以尽早确诊。

尽管胃病也可出现上腹痛,但现有的制酸类胃药基本能控制住症状,缓解疼痛;而胰腺癌的腹痛不但用胃药无效,而且呈持续性特征,基本没有明显缓解时间,用一般的解痉止痛剂难以奏效,常须用麻醉药。

胰腺癌的腹痛还与体位有关,仰卧与脊柱伸展时疼痛加剧,夜间常使患者辗转不眠,采取蹲下、前倾坐位、卷膝侧卧位可使腹痛减轻。随着病情进展,类似胃病的症状会逐渐减弱,取而代之是患者的眼球巩膜发黄,小便颜色变为深黄色、红茶色等,严重时全身皮肤也会发黄,即出现胰头癌最突出的症状——无痛性黄疸。但是该症状与肝硬化、肝癌、胆囊炎、胆石症等很相似,同样应早到医院排查。

因此,出现消化不良等症状时,不要自行诊断而乱用胃药,以免错失最佳治疗机会,使病情进一步加重。

故事链接

唐先生两个多月前开始常常觉得胃胀,没什么食欲,认为可能是因为自己平时饭局多,经常喝酒,大鱼大肉,吃出了点小胃病。因为生意忙,所以一开始也没顾得上到医院,自己买了一些胃药吃,没见好。后来在另外一家医院做了个胃镜检查，发现是轻微的胃炎，吃了一个多月医生开的药，似乎好了一点。最近又觉得胃附近有点疼，平时不明显，仰卧时疼痛加剧。医生为唐先生进行腹部体格检查，发现唐先生的腹腔仍然柔软，体征没有明显异常，只是在按压到胰腺的体尾部时，唐先生会感觉到疼痛。随后进行的B超检查发现，他的胰腺体中间部分稍微增大，血液中的肿瘤标志物CA19-9也稍高，而不少消化道肿瘤患者此项指标也会升高。为了确诊，唐先生又接受了CT检查，发现胰腺体的确有问题，但仍未确定是胰腺炎还是胰腺肿瘤。更清晰的CT检查带来了一个坏消息：唐先生的胰腺上有个超过3厘米的肿瘤，而且已经发生了轻微肝转移。

糖尿病与胰腺癌有关吗？

由于糖尿病患者需要补充足量的胰岛素以维持正常的糖代谢，故而糖尿病人体内的胰岛素水平易偏高。过量的胰岛素会促进胰腺上癌细胞的增长，因此，糖尿病合并胰腺癌很常见。糖尿病患者的胰腺癌发病率较正常人高出1.5~7倍。一旦患有糖尿病就要格外警惕。因为研究显示，糖尿病病程超过5年的患者，胰腺癌的发病风险高于正常人群。

目前，问题是人们一旦被诊断为糖尿病，往往会忽略胰腺癌的可能性，从而延误了最佳治疗时间。糖尿病合并胰腺癌，多见于轻、中度2型糖尿病的中老年患者，男性多于女性。病人常表现为上腹胀痛、纳差食少，少数患者可有腰背疼痛，半数患者可出现皮肤、巩膜黄染。胰腺癌的凶险程度居消化系统肿瘤的第4位，确诊后1年的生存率仅为13.4%。因此，如何早期发现、早期治疗对于改善预后十分重要。

胰腺癌患者早期可能无任何临床表现，或只表现一些非特异的消化系统或内分泌系统的症状和体征。而2型糖尿病可能是胰腺癌的首发症状，对于病程小于两年的新发糖尿病患者，尤其是无糖尿病家族史者，应当注意排查胰腺癌。对于病程大于两年的糖尿病患者，随着糖尿病病程增加，患胰腺癌的危险性增加。若中老年人突然患上糖尿病，或者无家族史的人患上糖尿病，或者出现上腹不适、腹胀痛和食欲不振、体重减轻等病症，或者2型糖尿病患者出现上腹痛、腰背痛、厌食等症状，则应进行B超检查，谨防胰腺癌的发生。

胰腺癌的检查手段有哪些？

◎ 实验室检查。血清胆红素明显升高，有时可超过342微摩尔/升，以直接胆红素升高为主；血清碱性磷酸酶值升高，大于13单位（金氏法）；尿胆红素试验呈阳性或强阳性；血糖升高，大于6.7毫摩尔/升；癌胚抗原测定，约70%的胰腺癌患者升高20微克/升；胰胚抗原升高。

◎ 超声显像。为胰腺癌的首选检查方法，能发现2厘米以上的胰腺肿瘤，术前诊断率可达92%，还能发现胰管扩张、胆管扩张、胆囊肿大及肝内转移等。

◎ CT检查。可发现直径约1厘米的肿瘤，显示病灶的大小、形态、密度，但有时会出现一定的假阳性或假阴性。

◎ 磁共振成像（MRI）。可显示胰腺轮廓异常，判断早期局部侵犯的转移。在判断胰腺癌，尤其是局限在胰腺内的小胰癌以及有无胰周扩散和血管侵犯方面，MRI优于CT扫描，是胰腺癌手术前预测的较好方法。

◎ 逆行胰胆管造影。对胰腺癌的诊断有一定价值，可发现主胰管中断、狭窄、管壁僵硬、扩张或移位等情况。

◎ 细胞学检查。胰液涂片查癌细胞，经皮胰腺肿瘤穿刺做病理学检查等，能帮助对胰腺癌的诊断。

CT与核磁共振成像(MRI)哪个是诊断胰腺癌的最佳检查方法?

CT检查可显示胰腺肿瘤的正确位置、大小及其与周围血管的关系,发现直径约1厘米的肿瘤,增强扫描胰实质内可见到低密度的不规则的病灶,可分期以利判断手术方式和预后,为诊断胰腺癌的主要方法,准确率高。

核磁共振成像(MRI)可显示胰腺轮廓异常,根据信号高低,可判断早期局部侵犯的转移,对胰腺内的小胰癌以及有无胰周扩散和血管侵犯方面,MRI优于CT扫描,是胰腺癌手术前预测的较好方法。

疑似胰腺癌,但常用的影像学结果不能明确诊断,可选用什么方法进行检查?

可选用选择性血管造影(SAG)进行检查。SAG是一种损伤检查,但在肿瘤大小为1厘米时即可作出诊断。胰腺周围动脉的形态可显见,对判断肿瘤有无血管侵犯有重要意义。其主要通过动脉不规则狭窄、闭塞等异常的血管区域推测肿瘤的大小,也可判断肿瘤手术的可能性和选择手术方式封锁动脉浸润等。另有子母胰管镜检查,是最近研制和开展的一种新方法,但该镜目前尚存在管径太细易折损、前端不能改变方向、不能取活检等弊端,尚不能广泛应用。

化验单上癌胚抗原(CEA)和血清糖类抗原(CA19-9)高是胰腺癌吗?

癌胚抗原(CEA)是在结肠癌胎儿肠组织中发现的一种抗原,血清CEA升高常见于肠癌、胰腺癌、胃癌。癌胚抗原诊断胰腺癌的阳性率为48%～60%。血清中胰癌胚抗原含量随疾病的进展而增高,癌肿切除后下降至正常范围,复发后则再次上升,其对胰腺癌的病情追踪有一定意义。

CA19-9是与消化道肿瘤相关的一种糖蛋白,当患胰腺癌、肝胆和胃肠道癌时血中CA19-9的水平可明显升高。人血清CA19-9的上限为37 000单位/升(国外)或30 000单位/升(国内),消化系统癌肿患者血清CA19-9的水平明显增高,如胰腺癌、肝胆系癌等,以胰腺癌为最高,故被认为是胰腺癌较好的标志物,其对胰腺癌诊断的阳性率高于癌胚抗原。据报道,在胰腺癌的进展期转移性消化道肿瘤患者CA19-9的阳性率较高,已被临床用做消化道肿瘤外科治疗效果评价参数以及术后转移与复发等的重要随访指标,故CA19-9在胰腺癌早期诊断中的价值尚未肯定,但作为预后和病情追踪的指标则意见一致。胰腺癌术后CA19-9的水平迅速下降,若重新上升往往是肿瘤复发的先兆。

B超检查可以诊断早期胰腺癌吗?

B超检查是疑为胰腺癌病人首选的检查方法,本法可以早期发现胆道系统扩张,也可发现胰管扩张,对直径在1厘米以上的肿瘤有可能发现,直径2厘米的肿瘤发现的可能性更大。本法的好处是不仅安全无创、方便，而且可以反复多次追随检查。对于高危年龄组病人，有上腹不适、原因不明的体重减轻和食欲减退者，即可用本法做筛选，发现可疑而不能肯定时，可进一步做 CT 检查。

与胰腺癌相关的肿瘤标志物有哪些？

目前与胰腺癌相关的肿瘤标志物有 10 多种，临床常用的有 CA19-9、CA50、Span-1、Dupan-2、POA、CEA 等。对于监测胰腺癌的筛选、诊断、复发及转移，以及胰腺良、恶性肿瘤的鉴别都有着重要作用。两种或两种以上的肿瘤标志物检查可提高其阳性率。

CA19-9 诊断胰腺癌特异性较高，且可以判断预后，肿瘤切除后 CA19-9 降至正常值，血清临界值为 30 000 单位/升者预后较好，如果肿瘤复发、转移或病情恶化可见 CA19-9 再度明显升高。故 CA19-9 是胰腺癌的有效标志物。

CA50 与 CA19-9 有很好的相关性，将 CA50 和 CA242 联合检测可提高对胰腺癌诊断的敏感性。

CEA（癌胚抗原）阳性率 78.9%，对于低分化腺癌大于 3 厘米肿瘤以及临床Ⅳ期的胰腺癌阳性率明显提高，胰腺癌患者中 CEA 阴性者平均生存期为 38.6 个月，比阳性者明显延长，可以用来判断预后。

Span-1 敏感性为 81%，特异性为 68%，但对于小胰腺癌的诊断不理想。

Dupan-2 敏感性为 50%～70%，与 CA19-9 联合检测可提高阳性率。

将 Span-1、Dupan-2 作为肿瘤标志物，尚不能广泛开展，因为这两种标志物特异性偏低，对早期癌和小胰腺癌（小于 2 厘米的肿瘤）阳性率更低，尚存在一定的假阳性和其他肿瘤的交叉反应。联合应用对筛选胰腺癌的高危人群和判断预后复发有一定的积极作用。

胰腺癌患者实验室检查中哪些指标可能发生变化?

血清糖类抗原(CA19-9)明显升高。消化道癌相关抗原 CA19-9 被认为是诊断胰腺癌的指标。

血清胆红素明显升高,有时可超过 342 微摩尔/升,其中以直接胆红素升高为主。

血碱性磷酸酶值升高亦很显著。尿胆红素试验呈阳性或强阳性。

血淀粉酶测定,少数早期胰腺癌因胰管梗阻可有一过性升高;后期胰腺组织萎缩,血淀粉酶值不会有变化。

胰腺癌患者可能出现空腹血糖升高,糖耐量试验阳性率高。

癌胚抗原(CEA)测定,约 70% 胰腺癌患者可升高,但亦无特异性。

乳腺癌

如何进行乳腺的自我检查,什么时候检查最好?

乳腺癌是当前许多国家妇女死亡的主要原因之一。在中国,乳腺癌居女性各类肿瘤死亡率排名的第 7 位。

乳腺癌是生长比较缓慢的肿瘤,而肿块的出现是乳腺癌最早的症状,1 厘米左右的肿块就比较容易被发现。因此,自我检查可以帮助及早发现乳腺癌,增加乳腺癌治愈的机会。自我检查乳腺一般每个月 1 次。每次检查可按以下 3 个步骤进行:

- 洗澡时触摸检查。此时皮肤湿滑,检查比较容易进行。检查右侧乳腺时，右手高举放在头后，用左手检查，将手指并拢，平放于乳房上，轻柔地依顺序按摸乳房的每一部位，一般可将乳房以乳头为中心分为4等分，逐一由外缘向乳头进行检查，察看有无肿块、硬结或增厚，然后以同样方法用右手检查左侧乳腺。切不可用手抓捏乳腺，否则会把正常乳腺组织误认为肿块。

◎ 外形观测。站立于镜前，双臂自然下垂，首先察看双侧乳房轮廓是否完整对称，然后双臂高举过头，观察两乳房外形有无改变，皮肤有否肿起或凹陷，乳头有无内陷。用拇指和食指挤压左右乳头，观察有无分泌物或血液流出。

◎ 腋窝部检查。用摊平的手指触摸腋窝部有无肿块。

乳腺自查时，如发现有肿块、皮肤凹陷或乳头分泌物等异常现象，应及时到医院就诊。

由于乳腺组织随月经周期而有所变化，因此选择一个适当的时间进行乳腺自我检查是必要的。年轻妇女最适合的时间是在经期结束后一个星期，此时乳腺不胀不痛，雌激素对乳腺的影响比较小，乳房处于静止状态，容易发现包块等病变。

哪些男人会患乳腺癌？

男人会得乳腺癌吗？答案是：会。

现代医学发现，男性乳腺癌多发生于以下人群：

◎ 长期服用雌激素或体内产生的雌激素过多者。

◎ 长期嗜酒者。据专家介绍，酒精很容易使肝脏代谢功能受损，而肝脏承担着男性体内雌激素的分解、排泄任务，过量饮酒最终会导致雌激素在男性体内积蓄，引起肥大，增加罹患乳腺癌的几率。

◎ 性生活贫乏者。有研究发现在患乳腺癌的男性里，很多人的性生活很贫乏，因此推断，乳腺癌的发生可能与睾丸激素水平过低有关，而性生活过少则是导致睾丸激素过低的主要原因。

◎ 患有肝病的人。专家强调，导致男性乳腺癌很重要的原因之一是肝功能不好。患有慢性肝病，例如大三阳、小三阳、急性肝硬化的患者要特别注意。肝功能下降，会影响到体内雌激素和雄激素之间的互相转化，雌激素本来正常代谢、降解的功能有了障碍，会导致雌激素水平过高，进而可能有引发乳腺癌的危险。

◎ 胸部接受过放射线照射的人。因为射线有可能会导致细胞的癌变。

为什么男性乳腺癌易被漏诊？

男性乳腺癌在临床很容易被漏诊、误诊。其原因可能有：

◎ 受传统观念的影响，男性（尤其是老年男性）乳房上长了肿物不好意思去乳腺外科就诊，误认为那里是只有女性才去的地方。

◎ 将乳房肿物误认为乳房发育异常。

◎ 个别医生对男性乳腺癌重视不够，即便发现男性患者的乳房上出现了肿块也未再做进一步有效的检查。

因此，在此提醒男性朋友们，尤其是老年男性，如果发现自己乳房的乳晕下或周围出现质地较硬、边界不清的无痛性肿块，且肿块与皮肤、胸肌粘连，乳头向内凹陷或有分泌物时，要想到患有乳腺癌的可能。通过对乳房进行 X 线、超声、穿刺或手术活检等检查，争取早确诊，早治疗。

为什么未生育女性患乳腺癌的几率会比较高?

很多都市女性因为工作节奏紧张、保持身材等原因,不愿意生育或推迟到30岁以后生育。研究表明,35岁以上第一次生宝宝的女性,她们患乳腺癌的几率要远远高于30岁之前首次生育孩子的女性。可以说,现代女性首次生育年龄的推迟与乳腺癌发病人数的增加有一定的关系。

育龄期女性经期雌激素每月对乳腺具有刺激作用,会导致乳腺组织增生。而妊娠期的女性会产生大量的孕激素,对于乳房具有保健的作用。生育后亲自哺乳,可起到疏通乳腺导管的作用,能有效减少因乳腺组织不停地增生、过度增生而演变为乳腺肿瘤,甚至乳腺癌的风险。过去生育孩子多的妇女,患乳腺癌的几率是很低的。过分晚育,不仅增加了先天畸形儿的发生率,也增加了患乳腺癌的几率。最佳首次生育年龄是30岁以前,而且分娩后要亲自哺乳半年左右。

此外乳腺癌高发还与过多饮用牛奶及进食激素类饲料饲养的动物类食品有关。

乳腺有肿块可能是患有哪些疾病?

小叶增生。日常生活中,人们常常将乳房的良性肿块称为乳腺小叶增生,其实这个称呼并不科学。小叶增生只是乳腺增生早期的一种病理变化。月经前雌激素增加,可出现乳腺细胞间质水肿,小叶增多,引起乳房肿胀甚至有结节,故称为小叶增生。月经来潮后,随着雌激素下降,上述反应随之消退。这些属于生理反应,一般无需特殊治疗。

囊性增生。囊性增生是继小叶增生之后,乳腺组织出现导管扩张乃至囊性扩张，故称囊性增生或囊肿病。囊性增生的特点是乳房轻度胀痛，但肿块比较明显，月经来潮前几天显著增大，伴有疼痛，月经以后肿块缩小，疼痛消失。以上症状呈周期性的变化，一般无需治疗，疼痛甚者，可在月经前半期采用温阳补肾的方法，促进黄体生成，而后半期则停用该类药物，改用疏肝理气的治则。

◎ 乳腺纤维腺瘤。乳腺增生到后期可伴有纤维增生，形成乳腺纤维腺瘤。这是一种良性肿瘤，多发生于 20 ~ 25 岁女性，呈卵圆形，表面光滑，质地硬实，边界清楚，一般要靠超声才能诊断。纤维腺瘤是乳腺最常见的良性肿瘤，一般无需手术切除。

◎ 乳腺癌前期病变。乳腺癌前期病变是乳腺上皮细胞在形态学上有一定程度的异常增生，经随访有一部分病例可发展成为乳腺癌。2003 年世界卫生组织（WHO）就乳腺病理在目录的大分类上，第一位是浸润癌，紧随其后的是癌前期病变。癌前期病变分四类：小叶性肿瘤、导管内增生性病变、微浸润导管癌和导管内乳头状肿瘤。

◎ 乳腺癌。部分早期乳腺癌患者虽然尚未能够触摸到明确的肿块，但常有局部不适感，特别是绝经后的女性，有时会感到一侧乳房轻度疼痛不适，或一侧肩背部发沉、酸胀不适，甚至牵及该侧的上臂。

早期乳房内可触及蚕豆大小的肿块，较硬，可活动。一般无明显疼痛，少数有阵发性隐痛、钝痛或刺痛。乳腺肿块处皮肤隆起，有的局部皮肤呈橘皮状，甚至水肿、变色、湿疹样改变等，乳头近中央伴有乳头回缩。乳房皮肤有轻度的凹陷（医学上叫做“酒窝症”），乳头糜烂、乳头不对称，或乳房的皮肤有增厚变粗、毛孔增大现象（医学上叫做“橘皮症”）。乳头溢液呈血性、浆液血性时应特别注意做进一步检查。区域淋巴结肿大，以同侧腋窝淋巴结肿大最多见。锁骨上淋巴结肿大者已属晚期。

此外，雌激素是部分乳腺肿瘤发病的先决条件之一。乳腺癌的发病年龄从 18 ~ 70 岁不等，多在 30 ~ 60 岁之间，尤其是使用雌激素替代治疗超过 10 年以上的妇女应密切监测，有条件的应进行基因筛查。若乳房体积小，暴露在雌激素下的作用面积也小，因此乳房偏小的人士相对不易得此病，但也不乏这样的病例，所以只有丰满的人才会得乳腺癌的说法是不准确的。如发现乳房有异常变化，应尽早去医院检查。

故事链接

36 岁的张女士，一年前无意中发现左乳房内侧出现黄豆大小肿块，但不疼痛，不影响日常生活，所以并不在意，一直没有进行治疗。但今年年初，张女士发现肿块慢慢增大了，到医院检查，医生初步怀疑是乳腺癌。李女士闻言难以置信，于是到大医院挂了专家门诊，在专家的劝说下进一步做了一系列检查：CT 检查发现肿块密度高，边界不规则；血液生化检查发现癌胚抗原（CEA）在血中含量升高；细针吸取细胞学检查和活组织检查发现是乳腺癌。

李女士被检查出乳腺癌是不幸的，但又是万幸的。因为她在乳腺癌早期被发现，还可以进行保乳术，在留住健康的同时，还保住了美丽的乳房。在临床中有许多乳腺癌患者由于没有及时发现，而不得不进行乳房切除，失去了女性独有的美丽，更有甚者失去了宝贵的生命。

哪些人更容易被乳腺癌“俘获”？

● 有乳腺癌家族史。乳腺癌与遗传有关。如果第一代女性亲属（母亲、姐妹等）中有乳腺癌患者，这个家族就属于高危人群。如果隔代女性亲属（外婆、阿姨等）中有乳腺癌患者，那么外孙女和姨侄女患乳腺癌的危险性相对降低。

另外，研究发现，如果母亲在绝经后发生乳腺癌的，那么子女发生乳腺癌的机会为20%；但如果母亲是在绝经前发生乳腺癌，那么子女发生乳腺癌的机会多2倍。

◎特殊人群。月经初潮年龄小于12岁或绝经年龄大于55岁，月经周期少于28天，第一胎的生育年龄大于35岁或未生育，产后未哺乳，或年龄超过40岁未婚。乳腺癌与生殖或内分泌因素有关。以上人群以及绝经后肥胖或采用雌激素替代治疗的人群，发生乳腺癌的危险性是正常人群的1.3～3倍，而生育多胎并持续一段时间的哺乳，能降低乳腺癌患病率50%。

◎反复人工流产。人流是突然中止妊娠，体内雌激素和孕激素水平随之下降，乳腺生长骤停，乳房复原，但这种复原通常是不完全的。因为分娩是瓜熟蒂落的自然生理过程，而人流是强行中止妊娠，很容易引起乳房疼痛，或诱发小叶增生等疾病，大大增加乳腺癌发病机会。统计资料显示，人流诱发乳腺疾病的占40%左右。

◎常食肉类、煎蛋、黄油、奶酪、甜食、动物脂肪等，常饮酒。乳腺癌的发生跟饮食、辐射、医疗、生活方式有关。就饮食而言，酒精会升高体内的雌激素水平，而雌激素水平过高则会导致乳房肿块；脂肪含量高的食物阻碍了雌激素的排出，同时会促进体内细菌的生长而使体内雌激素水平升高。

常规体检能查出早期乳腺癌吗？

常规的乳腺体检主要有两种。第一种是触诊，通过简单的触摸可以筛选出相当一部分的患者。第二种方法是专业的B型超声检查，因为中国妇女乳腺里脂肪组织比较少，进行超声检查是一种优势，可以通过乳腺腺管走形的方向变化和血管中血流的供应变化来间接地判断乳腺可能存在的异常。但常规的体检很难发现早期的乳腺肿瘤，乳腺钼钯 X 线 + B 超的筛查模式，才是最有效的乳腺癌普查手段，在日常体检中应增加乳腺钼钯 X 线，可提高早期乳腺癌检出率。

X 线钼靶照相是国际公认的早期诊断乳腺癌很好的手段。大于 50 岁的女性建议每年做一次 X 线钼靶照相。对年轻的人来说，因为腺体比较致密，钼靶照相不是非常的清楚，这个时候宜用彩超检查。另外，对年轻的女性来说，钼靶照相对乳腺有一定的损伤，所以最好做彩超检查。

为什么乳腺癌患者都要做 HER2 病理检测？

每个乳腺癌患者的疾病进展情况不完全一样，只有进行 HER2（人类表皮生长因子受体 2）病理检测才能更全面地判定患者乳腺癌的状态和类型，临床医生才能更好地了解癌症的进展状况，为患者提供有效的个体化治疗方案。在所有乳腺癌患者中，约有 20% ~30% 的患者会出现 HER2 阳性现象。作为原癌基因，HER2 表达的是一个危险信号和因素，该指标呈阳性预示了患者存活的时间较短、患者更容易复发以及治疗效果等。如果不治疗，HER2 阳性乳腺癌患者存活时间是 1 ~3 年，而 HER2 阴性的患者至少能存活 4 ~6 年。日前公布的 HERA（赫赛汀辅助治疗）研究表明，经过平均 4 年的治疗观察，近 90% 的接受赫赛汀治疗的女性患者仍然生存，而且显示了良好的心脏安全性和耐受性。真可谓成败在此检测。

乳腺癌的实验室检查方法有哪些？

实验室检查可以帮助对乳腺癌的诊断，其方法有以下几种：

- 癌胚抗原（CEA）。乳腺癌术前检查约 20% ~30% 患者血中 CEA

含量升高，而晚期及转移性癌有 50% ~70% 出现 CEA 升高。CEA 升高提示病变进展，降低提示好转，术后 10 天测定 CEA，如阳性，复发率可达 65%。

◉ 降钙素。乳腺癌患者 38% ~100% 有血浆降钙素上升的现象，但早期病例中仅有 25% 上升的现象，因而该指标对早期诊断参考价值不大。

◉ 铁蛋白。从肿瘤中测血的铁蛋白称癌胚铁蛋白。肿瘤内铁蛋白浓度升高是由于基质反应，而非肿瘤合成。铁蛋白含量升高与病期有关，治疗后复发者铁蛋白含量再次升高。

◉ 单克隆抗体。用于乳腺癌诊断的单克隆抗体 CA15-3 对乳腺癌诊断符合率为 33.3% ~57%，但对早期诊断尚有困难。

此外，通常对乳腺癌患者进行雌激素受体和孕激素受体检查，可根据其性质决定乳腺癌的治疗方法及判断预后。

乳腺癌有哪些典型表现?

◉ 乳房内发现无痛性包块。如包块累及悬韧带时可引起皮肤粘连、橘皮样改变及乳头回缩凹陷等。

◉ 乳头溢液。非哺乳期妇女如果出现乳头溢液症状，92% ~97% 的可能性是病理性的。溢液颜色有无色、乳白色、淡黄色、棕色或血色。溢液性质有水样、血样、浆液样或脓样。

◉ 乳头和乳晕异常。乳头扁平、回缩、凹陷、糜烂、肿痛。

◉ 少数病人以腋窝淋巴结肿大为首发症状。其乳内原发病灶较难发现。如出现上述症状，应疑诊乳腺癌，并及时细致地做以下检查：X 线检查，85% 乳腺癌 X 线表现为边界不规则的肿块或结节阴影，密度高，边缘有毛刺征象，有时可见钙化点；超声显像检查，对乳腺癌诊断的正确率为80%～85%，但对1.0厘米以下的肿块诊断正确率不高；细胞学检查，脱落细胞学检查可以对有溢液的病例进行涂片，阳性率较高，对无溢液者行细针吸取细胞学检查和活组织检查。

综合上述各条，即可作出诊断，但确诊还需进行细胞学检查。

乳腺超声可以代替钼靶吗？

超声检查尤其适用于鉴别囊性和实质性肿瘤，其鉴别实质性良、恶性肿瘤的准确率一般在85%～90%之间，若肿瘤直径小于1厘米，则其诊断可靠性明显下降。

乳腺外科治疗前一定要做乳腺的病理学诊断吗？

乳腺根治术对于患者心理和生理都是沉重的打击，所以手术前须明确诊断，而之前提到的乳腺检查都存在假阳性或假阴性的结果，故最终仍需要依靠病理学诊断明确肿瘤为良性还是恶性。病理学诊断的另一个作用是明确病灶的病理类型和特性，从而为进一步选择合适的治疗方案提供依据。

前列腺癌

哪些人容易得前列腺癌？

前列腺癌是男性生殖系统最常见的恶性肿瘤，发病人群以中老年为主，发病率随年龄增长而升高。有以下情况的老年男性，患前列腺癌的机会较多：

◎ 年龄在50岁以上，尤其是70岁左右的老年人。不过年轻人如果早婚，性生活频繁，也容易得前列腺癌。目前，该病的发病年龄有降低的趋势。

◎ 长期患有前列腺疾病者。如前列腺炎、前列腺肥大等，如果治疗不及时，时间久了就有可能转化成前列腺癌。

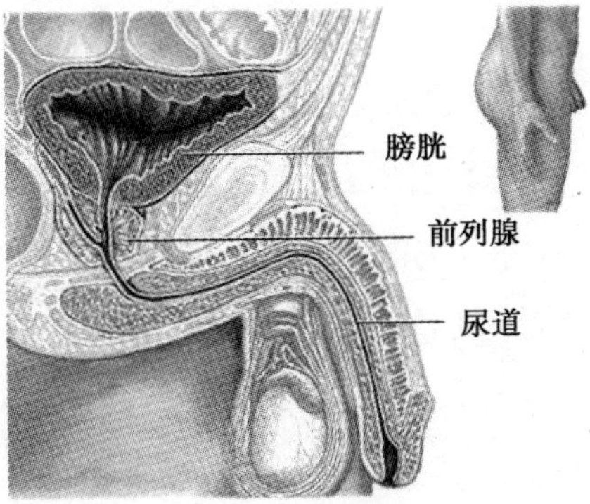

正常膀胱、前列腺、尿道剖面图

◎ 性生活不当者。性生活过于频繁，或年轻时性生活次数过多，进入老年期以后，性生活骤减，或性生活停止过久、过早等都会影响体内雄激素的变化，进而影响前列腺的功能。

◎ 嗜食高脂肪、高热量食物者。目前研究表明，高脂饮食可通过增加体内雄激素水平和增加氧化应激等机制而增加患前列腺癌的机会。脂肪组织可通过血管生长因子、睾酮前体、免疫监视系统受损或其他机制刺激前列腺癌生长。

◎ 有前列腺癌家族史的人。在肿瘤遗传学研究方面，医学界将前列腺癌划归为家族性癌症这一类，也就是说，前列腺癌有聚集发生在某些家族中的现象。导致这一现象的原因一方面可能是由于遗传因子在作怪，但更可能是由于同一家族人员具有共同的生活习惯和生活环境，受到同样的外界干扰或受到同样的“致癌因子”刺激所致。

前列腺癌常用的较简单的诊断方法是什么？

前列腺位于直肠前、阴茎根部的膀胱颈处，背面与直肠邻近，距肛门缘约4～5厘米，经肛门指诊较易触及，因此，一般前列腺检查均采取肛门指诊。肛门指诊可了解前列腺之大小、质地、表面情况、中间沟深浅、有无结节及压痛等。

做肛门指诊检查时，患者一般采取弯腰膝胸位，即患者跪伏于床边，头部着床并转向一侧，抬高臀部，使肛门完全暴露；年老体弱者可取仰卧位或侧卧位姿势。检查者在直肠前壁可触到前列腺后面中央的微凹陷，称为中央沟。左右两侧微隆起，习惯上称为左叶和右叶。通过触摸这些标志，可了解前列腺形态的大小，估测其体积，探查前列腺有无压痛及异常结节，对于前列腺疾病的诊断有重要的参考意义。肛门指诊一般无损伤性，简便易行，消耗少，病人能够接受，因此是检查前列腺疾病不可缺少的一种诊查手段，而且是首选的方法。

做肛诊检查时，检查者用食指戴指套或乳胶手套，食指前端涂石蜡油或甘油等润滑剂后从肛门缓慢旋转伸入直肠，触摸前列腺的大小、硬度，检查有无触痛感，表面光滑否，中央沟是否存在，两侧叶是否对称。

如何能分清患的是前列腺增生还是前列腺癌？

前列腺增生和前列腺癌都是老年男性易患的疾病，并且都以排尿困难为主要特征。前列腺增生与前列腺癌的鉴别如下：

- 病程。前列腺增生一般起病缓慢，病情进展亦慢；前列腺癌却不同，出现症状后病程发展很快，不但排尿困难迅速加剧，还可能在短期内出现明显的消瘦、乏力、贫血等症状。

◉ 转移。前列腺癌发生转移较早，多表现为腰椎、骨盆及大腿骨等处的疼痛，或者腹股沟区的淋巴结肿大。前列腺增生不发生转移。

◉ 直肠指检。前列腺增生腺体可以很大，但表面光滑，质地较均匀，硬度适中，周围境界清晰。前列腺癌则呈现不规则肿大，表面高低不平，有结节，质硬如石，边境不清，并可与直肠粘连固定。

◉ 血清酸性磷酸酶。前列腺增生者不升高；前列腺癌患者，尤其已发生骨转移者显著升高。

◉ B 型超声检查。可对前列腺及附近组织进行检查。

◉ 血清前列腺特异抗原（PSA）。部分前列腺增生患者有增高；前列腺癌患者增高明显。

◉ 活组织检查。通过穿刺取前列腺组织进行病理检查可以准确鉴别增生与癌症，但应注意取材位置的恰当和正确。

◉ 同位素、X 线检查。可以发现前列腺癌的转移灶。前列腺增生不会有转移。

◉ CT 检查。可显示前列腺癌的肿块。

（引自《前列腺健康网》）

故事链接

前一阵子，王大爷老是在念叨："人老了，每天晚上都要起来解尿四五次，真不方便，也不知怎么最近总是腰酸背痛，排尿还老不顺畅。"好心的邻居老郑告诉王大爷，50 岁以上的男性近一半患有前列腺增生，还向王大爷推荐了某种药。王大爷买了老郑推荐的那种药，服用了一段时间，排尿障碍依然没有好转。几个月后王大爷突然觉得腰痛，腿也肿了起来，去医院检查拍片时发现了腰椎骨上有病灶。富有经验的医生怀疑他骨头上的病灶属于骨转移情况，立即给王大爷做了肛门直肠指检和血清 PSA

检查,发现都有异常,为了确诊,又进行了穿刺活组织病理检查,证实已经患上了前列腺癌,且已属晚期。

其实前列腺癌很难被人发现,因为前列腺癌与前列腺增生都好发于老年男性,而且都以排尿困难为主要表现。很多中老年男性一旦发现排尿障碍,就会想当然地认为是患了前列腺增生。再加上由于前列腺癌早期多无任何症状,即使有所不适,粗心的人也不会把它放在心上。

70 岁以上的男性,前列腺增生的发病率高达 80%。中老年男性一旦发现尿频、夜尿增多、排尿不畅、血尿等症状,应及时到医院泌尿专科就诊,尽早区别是前列腺癌还是前列腺增生。目前除了进行 ACP 检查,还常做的是血清前列腺特异性抗原(PSA)检查,正常情况下血液中的 PSA 通常不高于 4 纳克/毫克,这是目前筛查前列腺癌最敏感的瘤标。如通过检查怀疑有前列腺癌,还应进行前列腺穿刺活检。

前列腺增生会发展成前列腺癌吗?

前列腺增生和前列腺癌是中老年男性的常见病。调查发现,年龄 50 岁以上的男子约有一半患有前列腺增生,而年龄 70 岁的男子大约有 80% 会发生良性前列腺增生。

前列腺增生与前列腺癌的关系还有待于研究和探讨。一方面,前列腺增生后其增生的组织有时会形成结节,而增生结节不断增殖,其内部的组织细胞可能会异乎寻常地生长,这就不能排除癌变的可能,因为癌症的本质就是组织细胞无限制地增长。但是另一方面,前列腺增生多发生于侧叶及中叶,一般不发生于后叶,但前列腺癌却最多见于后叶。前列腺的侧叶与后叶无论从胚胎发生、解剖部位,乃至生理、病理上均不相同,因此很难找到这两种疾病之间的因果关系。

就发病率而言，前列腺增生的发病率较前列腺癌的发病率高很多；但就发病的严重程度而言，前列腺增生比前列腺癌疾病程度轻很多，经过切除治疗大多有较好的预后。另外，前列腺增生与前列腺癌累及的前列腺叶完全不同，所以，前列腺增生一般不会变成癌症。患前列腺增生的老年男性应该及时到医院检查、确诊，以更好地对症治疗。另外，病人要放松心情，积极配合医生的治疗，以期尽快恢复。

常见的前列腺癌检查包括哪些？

- 生化检查。一般为血清酸性磷酸酶（ACP）测定和前列腺特异抗原（PSA）测定。
- 影像学检查 CT 与 MRI 检查。
- 直肠超声检查筛查。
- 前列腺穿刺活检。
- 直肠指诊。

实验主要是直肠指诊和检测血清 PSA，经直肠超声不再作为前列腺癌的一线筛选试验，但对筛查试验阳性者的确诊有一定作用。

故事链接

71 岁的侯先生平素体弱，常感不适，近半年来常感周身不定位的疼痛，时轻时重，近半个月来两侧大腿痛，走路仍不受限。一天前从卫生间出来，坐到床上，只听到“咯噔”一声，右侧大腿剧痛，再也站不起来了。当即被送往医院，经过全面检查，发现右侧股骨病理性骨折，骨折原因是前列腺癌转移引起的，全身股骨多处都有转移。侯老先生怎么也想不通，什么时候得了前列腺癌？听医生说，前列腺癌的症状有尿频、排尿困难、尿潴留、尿流变细等，一一拿来和自己对照。从40多岁开始，排尿就“力道不足”，尿流变细，一直未出现尿潴留或排尿困难。只是近一年来乏力加重倒是事实，可这把年纪了，总是病怏怏的，根本没有注意。

从侯先生的症状分析，40多岁就开始有尿流变细等症状，现在前列腺癌发生后，也不过就这些症状，所以容易被疏忽，加之老年人的反应能力差，直至出现大腿病理性骨折才发现。如果有相关的知识，就应定期地做检查，一次简单的肛门指检就可基本解决问题，必要时做酸性磷酸酶测定就能基本定论。那么什么是“酸性磷酸酶”？

酸性磷酸酶又简称为ACP，这种酶在甲亢、乳腺癌、溶血性贫血、骨硬化症中亦可升高，但程度不及前列腺癌，所以它是诊断前列腺癌的首选重要指标。

诊断前列腺癌的理想标尺是什么？

前列腺特异性抗原（PSA）是主要由前列腺上皮细胞产生的蛋白分解酶，正常情况下被分泌入前列腺液或精液中，总PSA（t-PSA）代表血清总的PSA水平。血清PSA测定精确度高、重复性好，而且是无创的，有助于前列腺癌早期诊断、监测治疗反应及判断预后，也可用于高危人群（50岁以上男性）前列腺癌的普查。

PSA是诊断前列腺癌的理想标尺。PSA为4～10微克/升的人中，有25%～35%可能患有前列腺癌；如果PSA值高于10微克/升时，可能性则为40%～50%。PSA值越高，风险也越大。

肾　　癌

肾癌的早期信号是什么？

◎ 血尿。常为无痛性间歇发作，肉眼可见全程血尿，出血多时可能伴肾绞痛，常因血块通过输尿管引起。肾癌血尿的血块可能因通过输尿管形成条状。

◎ 腰痛。多数为钝痛，局限在腰部，肿瘤侵犯周围脏器和腰肌时疼痛较重且为持续性。

◎ 肿块。大约 1/3 ~ 1/4 肾癌患者就诊时可发现肿大的肾脏。但因为肾脏位置较隐蔽，肾癌在达到相当大体积以前肿块很难被发现。因此一般腹部摸到肿块已是晚期症状。

◎ 疼痛。肾包膜或肾盂被逐渐长大的肿瘤所牵扯就会出现疼痛。疼痛一般在晚期肿瘤生长到一定程度时出现。肿瘤侵犯压迫腹后壁结缔组织、肌肉、腰椎或腰神经所致的患侧腰部可以出现持久性疼痛。

◎ 其他症状。不明原因的发热，乏力，体重减轻，食欲不振，贫血，咳嗽和咳血等肺部症状。另外，肾腺癌是由肿瘤内分泌活动而引起的，包括红细胞增多症、高血压、低血压、高钙血症、发热等全身症状。

故事链接

黄大叔今年 57 岁，几年前从单位离职后就一直自己干个体户，仗着自己身体好，根本就没想过去体检。前一段时间他总感觉腰有些疼，心想可能是劳累导致的，因此也并没有太当回事。直到最近发现有时小便带血，这才急着赶往医院。检查结果显示：晚期肾癌，肿瘤直径已超过 10 厘米，淋巴、纵膈、骨头等处都有转移。专家说已失去手术机会……

所以小便中有血，特别是无痛性血尿千万不可大意，首先被怀疑的疾病就是膀胱癌和肾癌。

疑似肾癌可以做哪些检查？

肾癌的检查方法有以下几种：

◎ 一般检查。包括尿常规、血沉、尿乳酸脱氢酶和葡萄糖醛甙酯血钙，但这几项指标大都无特异性，只能做辅助诊断。

◎ X 线检查。包括尿路平片、肾盂造影。约 10% 的肾脏肿瘤行尿路平片即可诊断；肾盂造影是诊断肾脏肿瘤的最基本方法，肾脏肿瘤在造影片上常显示肾盂或肾盏受压、变形、拉长或扭转等异样改变。

◎ CT 扫描。主要用来确诊肾占位性病变，对囊性或实质性肿块的鉴别，准确率达 93%。肾癌的 CT 图像显示清晰，能发现直径 1 厘米以上的病变。

◎ MRI 检查。优于 CT 扫描。

◎ 超声检查。是诊断肾癌最重要的检查方法之一，操作简便，无创伤性，因而被广泛应用。对实质性或囊性鉴别的准确率可达 90%，并能诊断 0.5～1.0 厘米的实质性肿块，观察肿瘤是否侵入邻近器官，肝脏或脾脏有无转移，肾蒂及腹膜后淋巴结是否肿大等。

◎ 放射性核素检查。既能显示肾脏的形态，同时还能了解肾脏的功能。

◎ 肿瘤标志物检查。包括烯醇化酶、血清铁、脱氧核糖核酸（DNA）倍体。烯醇化酶在肾癌患者血清中升高，而血清铁则降低。DNA 是肾癌的一个稳定标记。

故事链接

有位田女士，自己感觉精神不好，睡眠差，食欲不振，脸色一天比一天差，渐渐消瘦，于是就到医院检查。由于她本来就患有肝硬化，首先检查的就是与肝有关的项目，查出的结果显示肝脏除了肝硬化外没有其它病变。因为自己怀疑肝癌，就要求医生做AFP检查，检查结果AFP弱阳性，可是B超显示：除原有肝硬化外，还发现右肾包块，于是又去查肾。经X光造影、CT、核磁共振等检查后，被确诊为右肾癌，必须立即手术治疗。入院进行右肾根治术，分叶状包膜尚完整。病理报告为：右肾小管皮质腺瘤恶性变。

这也是不放松身体健康检查给她带来的一些意外的重大收获。

诊断肾脏肿瘤的最基本的检查方法是什么？

静脉肾盂造影，又称分泌性尿路造影，是诊断肾脏肿瘤的最基本方法。凡肾盂造影片上发现或疑有占位性病变时就需做进一步检查以明确是否有占位性病变及病变的性质。绝大多数患者在手术前应用超声或/和CT等检查都能获得准确的诊断。通常用60%～70%的泛影葡胺注入静脉后经肾脏排出，过一定时间，造影剂从肾盏下行，从而使肾脏、输尿管和膀胱得以显影。

（引自《中华中医网》）

哪些人群易得膀胱癌？

膀胱癌被称为环境肿瘤，与外界环境关系密切。发病危险因素包括：环境、职业、尿路感染和慢性炎症、膀胱结石、膀胱异物、盆腔放射治疗等。关于膀胱癌的病因目前尚不明确，但专家指出，下列几种人群是膀胱癌的高发人群：

- 与性别有关。男性发病率比女性高 2 ~ 10 倍。
- 经常吸烟者。不论男女，吸烟可使膀胱癌发生的机会大大增加，主要是因为吸烟者尿中色氨酸水平较高，而色氨酸是一种较强的致癌物质。

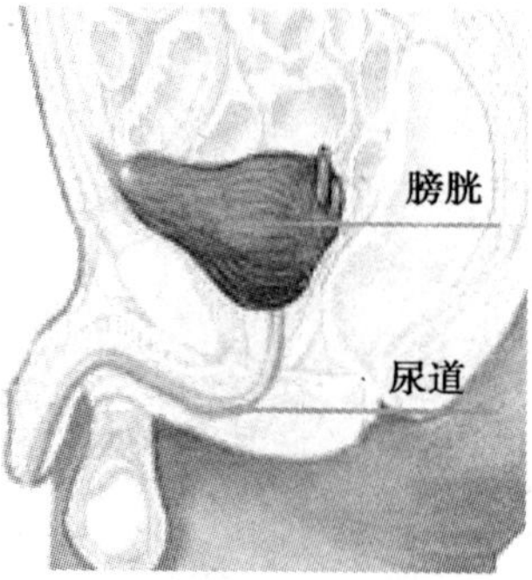

膀胱、尿道剖面图

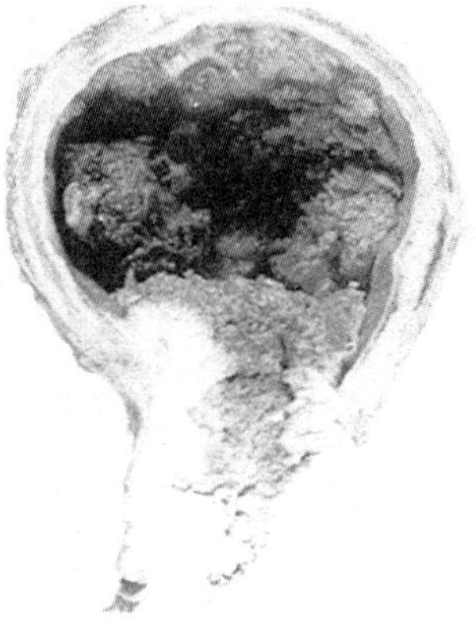
膀胱癌剖面图

- 从事高危职业者。如生产萘胺、联苯胺和 4-氨基联苯的化工行业；以萘胺、联苯胺为原料的橡胶添加剂、颜料等制造业；使用芳香胺衍生物为添加剂的电缆、电线行业等。

具有上述易患情况的人群一旦有不适情况，特别是血尿时，应该马上到肿瘤专科医院就诊，确定膀胱癌的存在与否。早期诊断膀胱癌是治疗的关键所在。

（引自《百度百科——职业性肿瘤》）

哪种血尿要警惕膀胱癌？

膀胱癌的早期表现就是无痛性血尿，多为肉眼可见的血色小便，有时还有小血块，一般只出现几天，可以自行消失，以后又会反复出现。有的病人看到血尿可自行消失，又无疼痛，往往会延误就诊。虽然有时会有较大血块堵塞尿道而出现排尿困难，部分病人也会并发感染而有尿频、尿急、尿痛的症状，但一般说来，膀胱癌在早期是不大容易引起病人注意的。

膀胱癌引起的血尿如何与泌尿系统其它疾病所引起的血尿相区别？一般说来，急慢性肾炎会有血尿，但它多见于幼儿和青年，同时伴有浮肿、高血压、蛋白尿等表现。泌尿系统感染会有血尿，但都伴有尿频、尿急、尿痛及发烧等感染症状。泌尿系统结石发作时除有血尿外，多有从腰部到小腹部的剧烈疼痛甚至绞痛。外伤性血尿则有外伤史。膀胱癌引起的血尿具有间歇性，即血尿间歇出现，可自行停止或减轻，两次血尿可间隔数天或数月，甚至半年，容易造成血尿已治愈好转的错觉，从而未能及时就诊检查。因此，出现无痛性血尿的病人，或患有长期不愈的“膀胱炎”病人应及时去医院接受尿液脱落细胞检查。

故事链接

张老伯退休在家，安享晚年。有一天小便时，突然发现尿全是红色的，吓了一跳，赶紧叫老伴拿老花镜过来仔细看看，果然尿是鲜红色的，里面好像还有一点小血块似的。查查是不是尿道口哪儿伤着了？也没有看到有破损处。老伴问他有没有哪里不舒服？他仔细地体会一下，既没有尿频，也没有尿急，更没有尿痛等不适的感觉。心想这问题不大吧？待第二次排尿时，尿已经不太红了，第二天尿完全清亮了，他也就放心了。

半月后的一个晚上，张老伯睡前小便时，又发现尿血了。他告诉老伴明天要到医务室去问问大夫，看是不是得了什么病？第二天，在医务室他化验了尿样，结果基本正常，医生问他是不是吃了些有色素的药物或食物引起的色素尿？他也说不清，但身体的确是没有什么异样的感觉，就这样他又算了。又过了两周，老王再次尿血且伴有较大的血块，这次他到医院做了详细的检查，医生在利用膀胱镜检查的时候发现膀胱癌已长得比较大并破裂出血。所以出现无尿道疼痛的血尿千万不可掉以轻心。

膀胱癌的肿瘤标志物有哪些？

膀胱癌的肿瘤标志物主要有：

ABO(H)血型抗原。正常尿路上皮富有ABO(H)血型抗原，它不是肿瘤的抗原，而是一种组织抗原，在移行细胞癌患者中，这类物质存在与否，对预后有意义。膀胱黏膜上皮表面的ABO(H)血型抗原部分或者全部丢失者，表示该肿瘤的恶性程度高并且容易复发，预后差；保留有ABO(H)血型抗原者，则肿瘤不易出现肌层浸润。

癌胚抗原(CEA)。是一种肿瘤相关抗原。正常尿路上皮不存在癌胚抗原，但膀胱癌患者的血浆和尿中CEA却明显上升，而相当一部分膀胱癌患者却仅有少量增高甚至不增高。由于尿路感染可影响CEA水平，故易出现假阳性。

β-葡萄糖酸甙酶(β-GRS)。尿中β-GRS活性升高，与膀胱肿瘤的形成及恶性病变程度的关系目前尚无定论。一般认为，经过肝脏解毒与葡萄糖醛酸结合，失活的致癌物质可受尿中β-GRS裂解还原，使致癌活动部分重新释放，引发膀胱癌。因此，尿中β-GRS升高，标志有发生膀胱癌的趋向。

◎ 类风湿因子。膀胱鳞形细胞癌和移行细胞癌患者的类风湿因子滴度增加。

◎ 尿N-乙酰-β-D-氨基葡萄糖苷酶（NAG）。NAG活性与膀胱肿瘤的病理分级有一定的关系，膀胱肿瘤分级越高，生长越快，其外周部分血供越差，越容易坏死，故尿中NAG也相应较高。

◎ 乳酸脱氢酶同工酶（LDH同工酶）。在肿瘤浸润深的晚期膀胱癌活体标本中，LDH_1的百分比降低，LDH_6/LDH_1的比值进行性增高。

◎ 尿纤维蛋白降解产物（FDP）。其与肿瘤的活动性有关，但假阴性率达23%。

（引自《膀胱癌网——肿瘤标志物测定》）

膀胱癌的影像学检查有哪些？

◎ 膀胱造影。根据膀胱的容量准备相应的造影剂，分1/4、3/4先后两次注入膀胱内并摄片。若肿瘤表浅，则前后摄片图像显示膀胱匀称性充盈；若肿瘤浸润膀胱壁，则该部位膀胱将不得扩展。以此来确定膀胱内肿瘤以及肿瘤是否浸润特别有价值。

◎ 静脉肾盂造影。不能清晰地、明确地显示膀胱病变，但对于膀胱肿瘤，在确诊前又必须常规地做静脉肾盂造影。它可以发现同时存在的上尿路上皮细胞肿瘤，显示因输尿管口或者膀胱底部浸润性病变所致的输尿管梗阻，了解双侧肾功能。

◎ 盆腔动脉造影。可以显示肿瘤软组织阴影和相对无血管区或肿瘤血管的畸形，明确膀胱肿瘤在盆腔的范围。

CT 扫描。可以显示膀胱癌的大小、形态、范围，以及与周围脏器的关系，并能显示淋巴结的转移情况。

B 型超声波检查。能诊断直径大于 1 厘米以上的肿块，是临床上常用的方法。这种检查无痛苦，可反复进行，廉价，故易被病人接受。

如何诊断膀胱癌？为什么膀胱癌容易复发？

凡是 40 岁以上的成年人，临床上出现不明原因的间歇性无痛性肉眼血尿，或出现膀胱刺激症状，如尿急、尿频、尿痛，伴有尿流阻塞、排尿困难者，应高度怀疑膀胱癌的可能，并及时做进一步检查。诊断膀胱癌的常规检查有：

尿常规检查。能找到红细胞，证实血尿的存在。

尿液浓缩找癌细胞。此法简易，可重复进行，有一定的阳性率。

B 型超声波检查。可发现膀胱肿瘤的位置、形态、范围以及与邻近脏器的关系。

膀胱镜检查。可以在直视下观察肿瘤位置、形态、大小，同时可以进行活组织检查，对病理确诊有特殊价值。

尿路平片和静脉肾盂造影。其对膀胱癌诊断的阳性率较低，但可以用来排除肾盂和输尿管的肿瘤，以便鉴别膀胱癌是原发还是肾盂或输尿管转移所致。临床上将此方法作为泌尿系肿瘤的常规检查。

仔细地分析病史，综合上述各项检查，即可对膀胱癌作出明确的诊断。膀胱癌常发生在三角区周围，可单发也可多发。治疗上通常采取局部电切，肿瘤局部切除，或部分膀胱切除。但术后极易复发，常常是复查时又见膀胱内出现新的病灶而再次手术，其原因主要是局部治疗后膀胱内环境并未改变，黏膜的增生和癌变继续存在，一段时间过后，极易长出新的病灶。如在随访期间再次出现肉眼血尿等，应考虑复发的可能，做进一步的检查。

X线造影检查、膀胱镜、B超检查、CT检查对于膀胱癌检查各有何优势？

X线造影检查。通过造影可了解膀胱充盈情况和肿瘤浸润的范围、深度。结合肾盂和输尿管造影可了解是否有肾积水、输尿管浸润及浸润的程度等。

膀胱镜。可以直接看到癌肿的生长部位、大小、数目、形状、有无蒂、浸润范围，是否合并出血。

B超检查。通过使膀胱充盈，膀胱壁黏膜充分伸展，B超可以测量出肿瘤的大小、位置以及黏膜浸润的程度。如果是经直肠超声扫描，则能显示肿瘤基底部膀胱壁的畸形和突入膀胱腔的肿块，可依此确定膀胱肿瘤的范围。

CT检查。当膀胱肿瘤组织向腔内或壁外生长及出现转移时，CT成像可充分显示其形状、大小，准确率在80%左右。此表现对膀胱癌的分期有一定的帮助。

泌尿生殖系统肿瘤

阴道出血与女性生殖道癌症有何关系？

阴道出血是女性生殖道癌最常见的症状，被称为妇科癌症的“信号”。这是因为癌肿在发展过程中组织发生坏死、溃烂，导致局部少量出血而经阴道流出，晚期癌肿侵蚀较大血管可引起阴道大出血。

虽然生殖道任何部位（如外阴、阴道、子宫颈、子宫体、输卵管等）的癌症都能引起阴道出血，但最多见的是子宫颈癌和子宫内膜癌，人们一般统称为内膜癌。对于宫颈癌，其早期表现就是性交后阴道出血，有时肿瘤形态尚未形成时即可引起出血。绝经后阴道出血有很大可能是由宫颈癌或子宫内膜癌引起，临床医师通过妇科检查结合活检或刮宫都能确诊，病因一时不明者应密切随访检查，以免漏诊。

哪些女性更应警惕子宫肌瘤的发生？

妇科专家介绍，子宫肌瘤的具体原因目前尚不十分明确，但研究表明，激素分泌过于旺盛，是导致子宫肌瘤的最普遍原因，而以下几种情况则是导致女性内分泌紊乱，激素分泌过剩的主要原因：

丁克一族。有过生育史的女性，因为经历过妊娠期和哺乳期，而在这段特殊时期中有孕激素的保护，因而进入更年期会比没有生育过的人晚；而未育女性得不到孕激素及时有效保护，易发生激素依赖性疾病，子宫肌瘤就是其中之一。

性生活不和谐者。专家指出，夫妻间正常的性生活刺激可促进神经内分泌正常进行，使人体激素正常良好地分泌；而长期性生活失调，容易引起激素分泌紊乱，导致盆腔慢性充血，诱发子宫肌瘤。

精神长期抑郁者。女性自身的抑郁情绪，很容易促使雌激素分泌量增多，且作用加强，有时可持续几个月甚至几年，这是子宫肌瘤产生的重要原因。中医讲情绪对子宫肌瘤的影响时提到：“七情内伤，肝失条达，血行不畅滞于胞宫而致，表现为下腹痞块，按之可移，痛无定处，时聚时散，精神抑郁，胸胁胀满。”讲的也是这个道理。

（引自《百度百科——子宫肌瘤》）

腹腔镜检查在妇科肿瘤诊治中的价值如何？

1901 年，法国人第一次将膀胱镜用于临床观察腹腔病变，为腹腔镜之雏形。作为近代医学重大发明之一，因其直观性、准确性等优点，已经成为临床上诊断并施行相应手术的一种重要手段。经过近一个世纪的改革和发展，该技术在妇科中能够通过腹腔镜直视或从电视屏幕上窥视盆、腹腔脏器，迅速而准确地作出诊断并施行相应的手术，因此，对患者来说有痛苦小、术后恢复快、住院时间短、手术切口小、愈合快等优点。绝大多数妇科问题可以经腹腔镜获得准确诊断及治疗信息。

在妇科肿瘤的鉴别诊断、早期发现、临床分期、病理诊断、腹水冲洗液细胞学检查、原发部位确诊、横膈及上腹部转移的探查及妇科急性腹痛的处理上，腹腔镜检查均有十分重要意义。盆腔包块经盆腔 B 超、CT、MRI 等检查，有时仍难以确定。特别是卵巢癌、输卵管癌、转移性胃肠道肿瘤和原发性腹膜癌等诊断较困难。有些良性妇科疾患，如子宫内膜异位症、盆腔结核、子宫浆膜下肌瘤或阔韧带肿瘤，均可出现盆腔包块及子宫直肠窝结节等体征，很难与恶性肿瘤鉴别，特别是盆腔结核合并腹水时，更易与卵巢疡混淆。已绝经后妇女经检查发现盆腔包块，或诊为“卵巢可触及综合征”时，为谨慎起见，可以直视钳取判断。此法安全、可靠、彻底，能够大大提高手术成功率。在妇科肿瘤的早期诊断中，宫腔镜检能早期发现宫颈癌及内膜腺癌，也能及时检出癌前病变，如肿瘤样增生、非典型增生等。

活组织检查对妇科肿瘤诊断有何价值?

妇科肿瘤的诊断,辅助性检查包括各种体液检验、影像学检查(X线、B超、CT、MRI等)、内窥镜检查、脱落细胞学检查及活组织病理学检查(活检)等。其中活检对肿瘤的诊断和鉴别尤为重要,具有其他检查方法不可替代的作用,往往可作出最终的结论性诊断。活检的方法是直接取患者病灶局部少量组织,经固定、切片及染色等处理后,由病理专科医生在显微镜下观察,判断病变的性质。

阴道细胞学检查在妇科肿瘤诊断中有何意义?

阴道上皮细胞受卵巢激素的影响而呈周期性变化,故检查阴道脱落细胞可了解卵巢功能。此外,阴道脱落细胞亦来源于宫颈、宫腔、输卵管及腹腔,故通过阴道脱落细胞检查亦可协助诊断生殖器肿瘤及治疗的监测。

宫颈癌诊断。由于宫颈易于暴露,癌细胞易脱落,通过宫颈刮片能够发现癌细胞。刮片范围较大,在宫颈癌初筛检查中,明显优于定点活检。我国开展大规模普查后,通过细胞学检查发现宫颈癌前病变和原位癌,使宫颈癌得以早期诊断和治疗,大大减少了宫颈浸润癌的发病率。而且细胞学检查简单、易行,无痛苦。

子宫内膜癌诊断。宫腔分泌物和脱落细胞经过宫颈管流出积存于阴道后穹窿处。通过后穹窿处分泌物涂片、宫颈管刮片,均可发现子宫内膜癌的脱落细胞。宫腔吸取标本或刷取、刮取标本,均可作为诊断子宫内膜癌的参考。

◎ 输卵管癌诊断。输卵管经子宫与阴道相通，输卵管的肿瘤细胞脱落亦可寄存在阴道后穹窿处，该处分泌物涂片或宫颈管刮片亦可发现瘤细胞，故对输卵管癌诊断亦有参考价值。

◎ 卵巢肿瘤的诊断。阴道上皮细胞受卵巢激素的影响。卵巢有内分泌功能性的肿瘤如卵巢粒细胞瘤、卵泡膜细胞瘤等，可产生雌激素，致使阴道激素水平升高，阴道细胞学检查则可反映出来，对诊断有参考价值。

总之，阴道细胞学检查在妇科肿瘤诊断中有重要意义。

阴道镜检查是发现早期妇科肿瘤的有效检查方法吗？

虽然当前 B 超、CT、核磁共振成像、介入性造影等先进检测技术的应用，已大大提高了妇科肿瘤的诊断准确率，但阴道镜检查仍是一种早期发现肿瘤病变的有效手段。阴道镜为一种光学检查仪器，系双目立体镜连接照相机，可将外阴、阴道及子宫颈部位皮肤及黏膜放大 10～40 倍，同时拍照。阴道镜可观察到局部器官表面的微小变化。在镜体的强光照射下，准确地发现肉眼所看不见的病变部位及涉及范围，大大提高了肿瘤诊断的准确度。近年来，在仪器的构造、型式及性能方面已有很大改进，患者检查时无痛苦、方便、安全、省时，因此易被多数患者接受。在肿瘤的早期诊断和早期治疗方面发挥巨大作用。

阴道镜主要通过细胞、组织、血管及颜色的变化，早期发现宫颈、阴道及外阴的肿瘤及癌前期病变，常与阴道细胞学检查、病理或组织检查配合应用，详细了解病变的形态、局部的结构、病变的范围和程度，提供准确的活检部位，以防漏诊。

宫腔镜检查在妇科肿瘤诊治中有何意义？

早在一个世纪以前，宫腔镜即已问世。随着科学技术的发展，历经科学家们多次改进，现已解决了照明、传光转像微型化及膨宫介质等重要问题，形成了良好的可视空间，能观察到宫腔真实图像并进行必要的手术治疗，目前已被妇科医生广泛应用于临床。宫腔镜检查在处理异常子宫出血、不育、子宫内膜腺癌、宫颈癌、宫内良性肿瘤的过程中，提供了有利条件，能做到诊断及时、准确、安全，在直视下了解病变范围及性质，还可同时对良性肿瘤进行手术切除。在绝经后出血的患者，除息肉、肌瘤、萎缩性内膜炎外，约有1/5～1/3 的病例可能为宫腔恶性病变。过去依靠分段诊刮了解肿瘤的部位和范围，并行病理检查而确诊。有人比较了刮宫、造影及宫腔镜检查腺癌的结果，发现宫腔镜直视下确诊最可靠而准确。

由于宫腔镜操作简便，可在治疗后随诊以防癌变，特别对那些高危妇女，如肥胖、糖尿病、高血压、有家族史者及长期服用雌激素的老年妇女更有实用价值，可作为筛选子宫内膜癌前病变的有效工具。也有无临床症状或多次刮宫均正常者，经宫腔镜检查发现宫腔早期、局限性癌变，以获手术机会。使用显微宫腔镜及接触性宫腔镜观察宫颈管变化，可协助正确诊断及分期，意义重大。

子宫颈黏膜为柱状上皮，宫颈、阴道部为鳞状上皮，宫颈外口柱状上皮与鳞状上皮交界处是宫颈癌好发部位。过去采用 4 点盲目活检取材，有一定漏诊率，而阴道镜检查漏诊率可低至 5%，如果肿瘤发生在子宫颈管内部的交界处，漏诊率则上升到 10%～20%。显微宫腔镜能放大 60～150 倍，起到显微镜作用。宫腔镜直视下可见到不规则排列的细胞、异常血管及胞核异常状况，确定宫颈癌向上蔓延部位，并可在直视下多点活检，以取代颈管的盲目搔刮及减少诊断性宫颈锥切手术，减少了手术后并发症，提高诊断符合率。宫腔镜还可应用于滋养细胞疾病，如葡萄胎、恶性葡萄胎及绒癌等，以明确病变性质、大小及范围，避免盲目刮宫而致穿孔或子宫大出血。对胎块残留、宫腔内畸形、粘连、息肉等进行鉴别。婴幼女或绝经后老年妇女性交困难者，疑有阴道、宫颈恶性肿瘤时，如婴儿阴道葡萄状肉瘤，老年妇女阴道、宫颈部位癌症而致阴道狭窄者，均可借助宫腔镜，以明确病变性质、部位或取活检。宫腔镜发现宫腔内良性肿瘤时，如宫内膜息肉、黏膜下子宫肌瘤等，小型者，可用特殊切割器械，在腔镜直视下，行电手术切除，不但减少了出血，并且保存了子宫。

子宫内膜癌

绝经后阴道的不规则出血可能是癌症吗？

绝经期的卵巢功能显著衰退，体内的内分泌平衡明显失调，子宫内膜失去了规律性的雌、孕激素刺激所引起的变化，造成不正常的阴道出血，特别是绝经以后的出血是一个危险信号。有不育、未孕、绝经晚、多囊卵巢、子宫内膜不典型增生病史的妇女，应视为子宫内膜癌的“高危”对象。子宫内膜癌多发生于绝经后，其高发年龄为 50～64 岁。因此，更年期的妇女应多注意身体异常反应，及早到医院检查，比如血性或脓血性白带要想到可能是癌肿所致；或已绝经 1 年后，又见阴道流血或血性分泌物，也可能是癌变所致，而且年龄越大，绝经期越长，则癌变越趋于恶性；同时，下腹部、盆腔部位的疼痛也有可能是病变的信号。

故事链接

已经30岁的白小姐还是单身一人，一直有月经不调的老毛病，因为工作忙从来没去医院仔细做过检查。两年前，出现非月经期的阴道流血，量少于月经量，后来出血量逐渐增多，淋漓不尽。到医院B超检查，没发现什么异常，于是就去了中医院配点中药调理月经，稍有好转。后来仍有阴道流血，又去复诊检查，被诊断为“月经失调”，配了点激素类的调理月经的药物治疗。10个月后，复查发现子宫体竟然如40天妊娠左右的大小，宫颈部位异常。因为吴小姐尚未婚，没有性生活史，所以医生在征得其同意后进行阴道检查。妇科检查时发现宫颈突出坏死组织，医生立即将坏死组织送病理检查，报告显示：子宫内膜样腺癌。核磁共振（MRI）检查结果显示符合子宫内膜癌并腹水表现，左侧卵巢体积增大。

所以对待月经要细心观察，出现异常虽大多数属于月经不调，可以用中药调治而愈，但也有部分为非月经期出血，且出血的颜色和量与平常月经不太一样，需去医院进行检查。

为什么医生要进行分段诊断性刮宫？

绝经后子宫出血或老年患者疑有子宫内膜癌，或需要了解宫颈是否被累及时，就要进行分段诊断性刮宫。分段诊刮多在出血时进行。刮宫检查为确诊不可缺少的方法。一方面可以明确是否为癌，另一方面可以明确癌的生长部位。如果为宫颈腺癌误诊为子宫内膜癌，而按一般子宫切除处理，显然不妥；若为子宫内膜癌而误作子宫颈腺癌处理，也非所宜。由于镜检并不能区别子宫颈腺癌或子宫内膜癌，因此需要做分段诊刮。分段诊断性刮宫是主要的确诊方法。先用小刮匙环刮颈管，再进入宫腔依次刮取宫体、宫底部内膜。术时务必小心，慎防子宫穿孔。尤其当刮出多量豆渣样组织，高度怀疑为子宫内膜癌时，应立即停止手术。刮出物应分别做好标记，送病理检查。

血性白带一定是癌症吗？

目前妇科防癌普查工作逐渐铺开，随着人们知识水平不断提高，很多妇女对妇科疾病的一些症状也稍有了解，比如，她们一旦看到自己的白带中有血，就会怀疑自己是否长了恶性肿瘤。的确，各种女性生殖系统癌症都有血性白带的症状，如子宫内膜癌的早期症状就可能有血性白带，但并非有血性白带就一定是患了癌症。宫颈癌、子宫内膜癌、宫颈息肉、重度宫颈糜烂、子宫黏膜下肌瘤或放置节育环的副作用，都会产生血性白带。

其中，子宫内膜癌患者白带多为水样，同时往往伴随月经异常的症状，需进行诊断性刮宫之后才能作出确切的诊断。

子宫颈癌的患者也可以有血性白带，但多伴有臭味，早期最明显的特点是容易发生接触性出血，就是在性生活或进行妇科检查接触到宫颈时会有较多的出血。但是，阴道细胞学检查和宫颈活体病理诊断，才是确定诊断的可靠手段。

子宫黏膜下肌瘤突出到宫腔之外，因组织表面感染、糜烂、坏死也可以造成血性白带。宫颈管的内膜由于炎症感染而增生，形成宫颈息肉并脱出宫颈口外时，息肉表面因炎症充血同样可有血性白带及接触性出血。然而通过妇科检查会很容易地发现黏膜下肌瘤或宫颈息肉，其区别是前者较大、蒂较粗。

此外，各种阴道炎都可出现白带增多，甚至夹杂有血，却又常伴有其他不同的症状，如外阴瘙痒或烧灼感等，有助于鉴别诊断。有的患者子宫内安置避孕环后也会发现白带中有血，这可能是避孕环与子宫内膜摩擦所致。

总之，血性白带可能是许多疾病的共同症状，不仅应根据白带的性状、数量、颜色加以区别，而且应结合全身情况以及局部特征进行分析，作出准确诊断并及时处理。

（引自《39 健康论坛》）

宫颈刮片细胞学检查怎样进行？

宫颈刮片是检查宫颈癌的一种方法。该方法是用木制或竹制的刮板（呈小脚形），在宫颈糜烂面上，特别是宫颈鳞状上皮和柱状上皮交界处，轻轻刮取 1 周，涂在玻璃片上，立即放在 95% 酒精中固定，15 分钟后取出晾干，巴氏染色，再晾干，加上盖玻片，在显微镜下观察。

绝经后妇女宫颈鳞状上皮和柱状上皮交界处上升到颈管内，若疑有颈管癌时，可用生理盐水浸湿的棉签插入颈管，轻轻旋转 2 ~ 3 周后取出，将棉签轻轻压在玻璃片上涂片，固定，染色，在显微镜下观察。

如何阅读宫颈刮片细胞学检查结果？

我国采用的细胞学报告方式，按照巴氏 5 级分类，即巴氏Ⅰ、Ⅱ、Ⅲ、Ⅳ、Ⅴ级。Ⅰ级：正常，涂片中没有不正常细胞。Ⅱ级：炎症，涂片中细胞有异型改变。Ⅲ级：可疑癌，涂片中有可疑癌细胞，有核异质改变，但不能肯定，需进一步随诊确定。Ⅳ级：高度可疑癌，涂片中有高度可疑的恶性细胞，但数量较少。Ⅴ级：癌症，涂片中有典型癌细胞，且数量多。

报告单上有时注明巴氏$Ⅱ_b$，说明细胞异型改变较明显，炎症较重，应进行复查、随诊。巴氏Ⅲ级时应进行宫颈活检以及阴道镜检查。

为什么要进行宫腔镜检查?

诊断性刮宫结果为阴性,而病史又怀疑有癌症时可行宫腔镜检查,直视子宫内膜。如有癌灶,不仅可直接观察其部位、大小、生长形态和范围,且能对病灶表面的组织结构进行细致的观察,并在直视下取材或定位刮宫,大大提高了对宫腔内疾病诊断的准确性,弥补了传统诊疗方法的不足。

CT 和 MRI 在子宫内膜癌诊断中有何意义?

电子计算机体层扫描(CT)与核磁共振成像(MRI)对内膜癌诊断有一定价值,CT 扫描图像清晰,对组织细微结构可准确描出,对肿瘤大小、范围,CT 可准确测出,子宫壁肿瘤局限者 83% 能确定病变阶段。CT 还可确定子宫肿瘤向周围结缔组织、盆腔与腹主动脉旁淋巴结及盆壁、腹膜转移结节等。尤其对肥胖妇女的检查优于超声检查。MRI 是三维扫描,优于 CT 二维扫描,对 I_a 期内膜癌可描出,且可描出病灶从内膜向肌层浸润的广度,即表现为呈不规则的高信号的子宫内膜增厚区向子宫肌层之间的连接区的低信号的消失。MRI 能准确判断肌层受侵程度(放疗后不准),诊断总的准确率为 88%,从而较准确地估计肿瘤分期。对盆腔较小转移灶及淋巴结转移,MRI 诊断尚不理想。

卵巢癌

卵巢癌的早期信号有哪些?

◎ 月经过少或闭经。多数卵巢癌患者无月经的变化。若卵巢正常组织均被癌细胞破坏,患者全身状态欠佳,可出现月经过少或闭经。

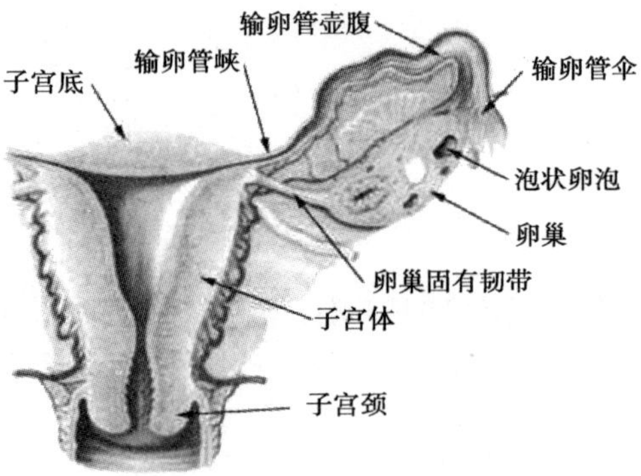

正常子宫、卵巢剖面图

◎ 腹胀。腹胀堪称是卵巢癌"红牌"警告,常在未触及下腹部肿块时即可发生。究其原因在于,肿瘤本身压迫,并在腹腔内牵扩周围韧带所致。加之腹水的发生,使患者常有腹胀感。因此,有不明原因腹胀的妇女(尤其在更年期),应及时做妇科检查。

◎ 腹痛、腰痛。卵巢癌浸润周围组织,或者与邻近组织发生粘连,压迫神经可引起腹痛、腰痛,其性质由隐隐作痛到钝痛,甚至较剧烈的疼痛。

◎ 性激素紊乱。卵巢癌的病理类型复杂多变,有些肿瘤可分泌雌激素,引起激素水平紊乱,由于雌激素产生过多,可引起性早熟、月经失调或绝经后阴道流血;如为睾丸母细胞癌,可产生过多雄激素,使女性出现男性化征象。

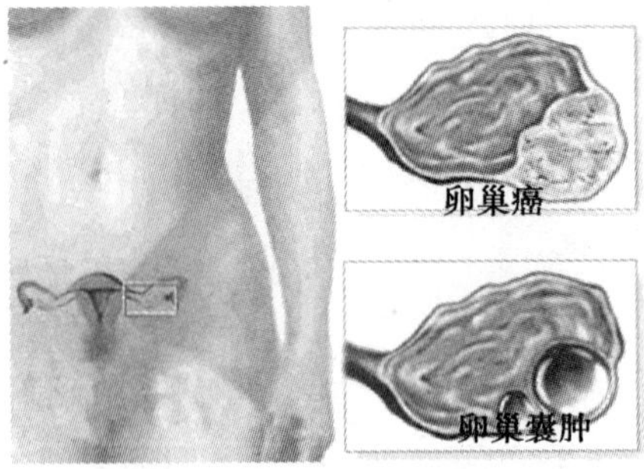

卵巢癌、卵巢囊肿剖面图

◎ 外阴及下肢水肿。随着卵巢癌肿的增大，盆腔静脉受压，导致血流不畅，妨碍淋巴回流，致使外阴及下肢出现水肿。

故事链接

胃痛竟因为卵巢癌

56 岁的周阿姨，一段时间认识她的人都说她明显变瘦了，周阿姨自己也觉得胃口一直不好，老是觉得食欲不振、腹胀，她以为以前的老胃病又复发了，于是就自行吃点消食片等助消化的药，虽然未见好转，但是也没放在心上。3 个月后，胃胀的症状未见好转，反而有时会腰酸、隐隐腹痛，甚至大便的时候总有解不干净的感觉。一天无意中还在右下腹部触摸到一个硬块，于是有点紧张。在老伴的催促下到医院检查，她跟医生说："我以前有老胃病，这次肚子又疼了，是不是胃病又发了，能不能请医生帮我检查一下。"医生按照她所说，为她做了消化道的胃镜检查，没有发现异常，并说她年轻时患的胃炎基本已经痊愈。医生见其右下腹有压痛，位置和症状又不太像阑尾炎，于是让她去妇科检查。到妇科做 B 超检查后发现卵巢占位，腹腔积液。医生立即对她进行腹腔镜检查及组织病理学检查，证实了周阿姨患的是卵巢癌，又检查血清肿瘤标志物 CA125、CEA、SONA、SGA，结果都是阳性，卵巢癌的诊断基本确立，并且推测已转移到胃肠部。

卵巢深藏于骨盆内，这里位置特殊，有很多大血管和淋巴，血液供应非常好，这为癌细胞"游走"提供了便利条件。而胃部、腹部营养较为丰富，癌细胞很喜欢"游走"到这里，所以有的卵巢癌患者在早期会出现胃部和腹部转移而出现不适。有卵巢癌家族史的女性，如果胃痛、腹胀超过半个月，最好先去医院做胃镜等相关检查，排除了胃肠道病变后，还应进行妇科检查，以排除卵巢癌的可能。

疑似卵巢癌应该进行哪些检查？

盆腔检查以及抽血查CA125。通过每年正常体检发现卵巢癌的情况并非罕见。CA125是癌细胞分泌的一种糖蛋白，当患有卵巢癌时往往有血液中CA125升高的现象。但早期卵巢癌患者中仅有50%的患者出现CA125阳性。而在类纤维瘤、子宫内膜异位、盆腔炎症等情况下也可发生CA125水平的升高。

阴道内超声检查、CT检查或核磁共振（MRI）检查。超声检查是通过高频声波获取体内深部组织的影像，并将影像显示在显示屏上以供分析。阴道超声即是将超声探头置于阴道内以获得卵巢图像，但妇女在排卵后往往有卵巢囊肿形成，易与卵巢癌混淆。CT则是通过旋转的X线束从不同角度探测机体组织器官，通过计算机对扫描所获得的信息进行处理后得到详细图像。而核磁共振是通过磁场与射频波扫描机体特定部位以获得该区域的图像。

活检。活检是明确诊断卵巢癌的唯一方法，而患者如果有腹水存在，则检查腹腔液也可能查到癌细胞。

总体说来，早期诊断卵巢癌非常困难，综合各种诊断手段有助于尽早确诊卵巢癌。

哪些肿瘤标志物与卵巢癌关系密切？

胚胎性癌、内胚窦癌患者血清中甲胎蛋白（AFP）浓度高，AFP大于20微克/升为阳性。β-hCG测定对原发性卵巢绒癌及卵巢生殖细胞中混有绒癌成分者有诊断价值。癌抗原CA125放射免疫测定（CA125大于

65 单位/毫升为阳性）对上皮性癌有较高的诊断意义。乳酸脱氢酶（LDH）测定有助于无性细胞瘤的诊断。

卵巢癌什么情况下需要剖腹探查？

青春期前发现卵巢增大；绝经后仍能扪及卵巢；育龄妇女有卵巢囊性肿瘤，直径大于 6 厘米，观察 3 ~ 6 个月不缩小或有增大；实性肿瘤直径大于 4 厘米；孕早期发现卵巢肿块，孕 4 个月仍不缩小，均是剖腹探查指征。

外阴癌

如何做自我检查发现外阴病呢？

女性自查外阴的方法，概括起来有三个字，即“望、闻、触”。

望：可以用一面小镜子，放在外阴的下面，前后左右移动镜子照视，借助镜子观察自己的外阴部。另外，通过观察阴道分泌物，如白带和经血的颜色、清浊、稀稠，也能从中发现一些蛛丝马迹。正常的白带是清白颜色的稀薄液体，正常经血是鲜红色或浅红色，有人还会有少许血块。

闻：是用鼻子嗅一下分泌物、经血或外阴部散发出的气味。一般正常的气味是清淡的腥味、汗酸味或无味。如果出现了腥臭味、腐臭味或特殊的气味，就可能出现了问题。

触：触的时候，先把手洗干净，用食指和中指两个指头的指腹（俗称指肚），从阴阜部位开始，从上而下按触外阴，直至肛门。正常触摸外阴的时候，感觉应是光滑、柔软的。如果不用力去按，不会感到疼痛，当然，正常的情况下也不应当摸到有小的结节或肿块。反之，则可能有病，应及时就诊。

女性外阴的良性肿瘤，如乳头瘤、纤维瘤等，并不多见。它们是生长在大阴唇外侧的单个肿瘤。常见的恶性肿瘤是外阴鳞状上皮癌，在外阴部能摸到硬结或肿物，常伴有疼痛或瘙痒，有的患者在外阴部位还会长有经久不愈的溃疡。

故事链接

害羞导致肿瘤扩散

刘阿婆和老伴一向安分守己，没想到一年前从新马泰旅游回来，就出现外阴瘙痒和烧灼感，后来发现外阴皮肤上长了许多粉红色小疙瘩，看上去有点像菜花。难道住宾馆时染上了性病？老伴催她赶紧去医院检查。

但一想到这个年龄还去看性病，医生该怎样鄙视，一旦遇到熟人该多尴尬，于是就打消了上医院的念头，偷偷找了家私人诊所。诊所按性病给开了好多药，但根本不管用。再去问时，人家说年龄大，身体素质差，自然比不得年轻人恢复快，所以要耐心治疗。刘阿婆听到"年轻人"三个字，觉得羞愧难当。

反反复复用药，症状不见减轻，瘙痒和疼痛反而更加厉害，刘阿婆的心情也随之跌落到谷底。周末家庭聚会时往往心神不安、如坐针毡。在身心的双重折磨下，度日如年。那些小疙瘩渐渐增大，外形越发像菜花，而且外阴皮肤逐渐变白。后来跟女儿"坦白"，在女儿的鼓励下来到本地的正规医院接受检查。

医生给她做了外阴检查，而后做了活检。病理结果终于出来了，原来得的根本不是什么性病，而是"外阴鳞状细胞癌"。折磨很久的"性病"帽子终于摘除了，但随之而来的"癌"却更让刘阿婆目瞪口呆。并且医生对她说：为什么不早些来检查、诊治，现病情已发展到无法手术的地步。听了医生的话，刘阿婆懊悔不已。

外阴癌的诊断包括哪些辅助检查？

病理检查。外阴病灶活检应去除表面坏死组织，取靠近正常组织的病灶。

影像学检查。B超、CT、MRI检查可明确晚期外阴癌灶与周围组织和脏器的受累情况，腹、盆腔腹膜后淋巴结转移和其他远处转移情况，指导治疗方案。

膀胱镜、直肠镜检查。可知晚期外阴癌侵犯和受累膀胱、直肠的深度及范围。

睾丸癌的检查方法有哪些？

肿瘤标志物测定。选用的肿瘤标志物有甲胎蛋白（AFP）、人绒毛膜促性腺激素（β-HCG）、碱性磷酸酶（AKP）等。

超声波。了解睾丸大小、形态，有无肿块，分辨出肿大的睾丸是炎症、组织水肿，还是肿瘤，以及腹膜后有无转移性肿瘤的情况。

活检。确诊的唯一方法。切开腹股沟将整个受影响的睾丸切除进行活检叫做根治性腹股沟睾丸切除术。一般先在腹股沟处切开小口获取一部分睾丸样本，病理检查发现癌细胞后才会实施睾丸切除术。

X线、CT。可确定癌症是否已经扩散到身体的其他部位，对其进行分期以确定治疗方案。

宫颈癌

宫颈癌的高危人群有哪些？

迄今为止，宫颈癌的真正病因尚不清楚。近年来的研究与调查认为，其发病与早婚、早育、多产、宫颈糜烂、性交过频等因素有关。由于宫颈癌早期可无明显症状和体征，所以往往容易被忽视，但以下宫颈癌高发人群需引起注意：

◎ 宫颈疾病患者。近年来普查发现，宫颈糜烂的女性，其宫颈癌的发病率比宫颈光滑者高2倍。宫颈裂伤与宫颈癌的发生也有一定关系。宫颈不典型增生者，特别是中度和重度患者，若不积极治疗，也可能转化为宫颈癌。

◎ 人乳头瘤病毒(HPV)感染者。资料显示，99.6%的宫颈癌因HPV感染引起。

◎ 多性伴侣者。经调查研究发现，性伴侣多与宫颈原位癌及宫颈癌均有明显的相关性。这是因为精子进入阴道后产生一种精子抗体，这种抗体(异性蛋白)一般在4个月左右方能完全消失。如果性伴侣多，性交过频，则会产生多种抗体，所以更容易患宫颈癌。

◎ 早婚多育者。有报告显示，20岁以前结婚者的患病率比21～25岁结婚者高3倍，比26岁以后结婚者高7倍。同时，宫颈癌的发生率随产次增加而递增，7胎以上比1～2胎的妇女高10倍以上。

◎ 年龄。20岁以前的女性患宫颈癌的概率较低，20～50岁为宫颈癌高发段，50岁以后发病率下降。宫颈癌的发病近年有年轻化趋势。

临床显示，宫颈细胞发生变异到发展成为宫颈癌是一个相对漫长的过程，通常需要 10～15 年的时间。如果在病变早期就发现并治疗的话，治愈率几乎是 100%。为此，有性生活的妇女特别是高危人群应每年检查一次，妇科检查和宫颈涂片检查是常规的检查内容，若怀疑患有宫颈癌，应行阴道镜或宫颈活体组织检查。

故事链接

明星患宫颈癌给人们敲响警钟

故事一：香港著名影视明星梅艳芳于 2003 年在养和医院病逝，年仅 40 岁就凋零，引来了世人无尽的惋惜和唏嘘。那么梅艳芳患的是什么病，你知道吗？梅艳芳患的就是宫颈癌。

故事二：台湾著名女艺人《斗鱼》女主角陆明君，在生平第一次的妇科检查中查出患"子宫颈原位癌"。幸运的是由于病情发现得早，没有酿成像梅艳芳那样的后果，已得到及时治疗。

据统计，宫颈癌的发病率已高居女性癌症的第二位，仅次于乳腺癌，作为妇女健康的一大隐形"杀手"，近来更呈现出年轻化趋势。宫颈癌由于早期症状不明显，如果平时忙于事务疏于检查，则发现时往往已是中晚期。据知，陆明君在发现疾病前就经常经期紊乱，一年多前甚至在拍戏时昏倒，才去医院。此外，她们都缺少医学常识。例如，陆明君的家族就有子宫癌病史，其外婆、妈妈、阿姨都曾患子宫癌。生在这种家族更应该定期检查。明星生病的故事为妇女们敲响了防癌的警钟。事后陆明君也谈到："希望女生不要因为自己年轻，就忽略妇科问题，一定要定期做检查，早发现，早治疗。"

宫颈癌能被早期发现吗？

宫颈癌若能做到早发现、早诊断、早治疗，其治愈率是比较高的。出现以下症状即应去医院进行相关检查：

◎ 接触性出血。在性交、妇科检查及便秘患者用力排便后有很少量的阴道流血。早期出血量少，晚期病灶较大，表现为大量出血，一旦侵蚀较大血管可能引起致命性大出血。年轻患者也可表现为经期延长、周期缩短、经量增多等。

◎ 绝经后阴道不规则流血。见于已绝经妇女，流血时不伴有任何痛苦感，且这种症状也可见于宫颈糜烂及宫颈息肉，因而不易引起患者注意。

◎ 阴道分泌物增多。俗称白带增多。阴道排液增多，白色或血性，稀薄如水样或米汤样，有腥臭味。晚期因癌组织破溃，组织坏死，继发感染等，有大量脓性或米汤样恶臭白带排出。

当患者自我发现上述早期征兆时，应主动到医院找妇产科医生或肿瘤科医生检查，并做宫颈涂（刮）片检查。这种方法简便易行，诊断的准确性也较高。但应注意，患者在检查前24小时内禁止性交，避免阴道检查、灌洗及上药。

故事链接

行房后出血警惕宫颈癌

张女士今年30岁，结婚已经3年了，一年前她和先生行房后偶有出血的情形。刚开始她感到难为情，不去医院检查，只是自己用点药，但最近3个月来变本加厉，在没有行房的情形下，也常在内裤上发现出血点。在先生的陪同下，她来到医院接受妇科检查。医生先为她进行了宫颈TCT的检查（TCT是新柏氏液基细胞学检查的简称，是国际上使用最广泛的一种宫颈病变检查技术。根据国际文献报道，新柏氏TCT检查不仅可以百分之百发现宫颈癌，而且对癌前病变的检出率也比传统巴氏涂片提高了233%,是临床医师最值得信赖的细胞学检查方法),然后进行了妇科内诊,结果发现张女士的子宫颈口七八点钟方向,长了一小片蕈状赘生物,直径约0.5厘米,表面粗糙,边缘不规则。医生用采检棒在其上轻刮一下就流血了,高度怀疑宫颈癌。于是张女士在医生的建议下做了阴道镜、宫颈组织活检等检查。几天之后检查结果出来了,张女士果然得了宫颈癌。这下可把张女士和她的家人吓坏了。可见夫妻行房出血也不可掉以轻心。

宫颈糜烂会发展为宫颈癌吗?

宫颈糜烂通常是一种正常的生理现象,当激素水平升高时,柱状上皮向外移,看起来宫颈黏膜比较薄、充血、红色,所以像糜烂,其实是宫颈表面覆着一层柱状上皮,是假性糜烂。

根据糜烂所占宫颈面积的大小而将其分为轻、中、重度三个级别。轻度的糜烂通常没有症状,中、重度的糜烂由于柱状上皮的抵抗力较低,可伴有一些微生物的感染,从而会有白带增多、同房后出血、外阴瘙痒、下腹疼痛、腰酸痛等症状,此时应弄清疾病来源并进行相应的治疗。宫颈糜烂是对一种现象的描述,也是对一种疾病的诊断,因而容易被人们混淆。其实很多无症状的宫颈糜烂是不需要治疗的,宫颈糜烂本身也并不会发展为宫颈癌。因为糜烂是一个病理,可以发展成宫颈癌,但是有一些糜烂本身就是癌,而不是由宫颈糜烂发展成为的宫颈癌,它表现为糜烂的外形,实则是宫颈癌的早期表现。宫颈糜烂、宫颈炎实际上跟宫颈癌是没有直接关系的。所以,在宫颈糜烂治疗之前应该先做一下宫颈细胞学刮片或/和HPV(人乳头瘤病毒)防癌的检查,看看是不是癌,尤其要注意宫颈的接触性出血这一唯一宫颈癌早期的症状。

为什么说阴道脱落细胞检查是发现早期宫颈癌最有效的检查方法?

阴道脱落细胞检查,又称宫颈细胞刮片检查,是发现早期宫颈癌最有效的检查方法。由于大多数早期宫颈癌没有明显症状,临床检查时医生单凭肉眼观察很难辨认是否存在肿瘤,因此很少及时被发现。宫颈暴露在阴道顶端,易于观察和取材,所以目前在临床上对已婚妇女,妇科检查或防癌普查时,都可进行该项常规检查,作为筛查手段。

疑似宫颈癌可以做哪些检查?

◉ 宫颈涂片检查。在长期炎症刺激下,少数慢性宫颈炎患者具有恶变倾向,故需高度关注。因此,患者每年要做宫颈涂片检查,以排除宫颈癌及癌前期疾患。

◉ 阴道镜检查。阴道镜可以直接发现患病部位,观察宫颈血管及组织的变化,诊断是否有不正常的病变,判定病灶的严重程度,为治疗提供依据。

◉ TCT 检查。TCT 检查是目前国际上先进的宫颈病变分级细胞学检查技术,与传统的巴氏染色检查相比,标本的满意度及宫颈异常细胞检出率较高,可达 95% 以上。

◉ HPV-DNA 检测。HPV 感染是宫颈癌发病的必要因素。阴道镜检查能看到表面的病变情况,但是往往都是较晚期的病变;而采用 HPV-DNA 检测可以在癌变早期及时发现并及时治疗。

此外,如果确诊宫颈癌后,应根据具体情况,做胸部 X 线摄片、淋巴造影、膀胱镜、直肠镜检查等，以确定宫颈癌是否发生转移。

故事链接

阴道异常出血要及时做宫颈涂片检查

51岁的孙老师，月经不调两年余，曾去地段医院检查，发现宫颈轻度糜烂，对症处理后半年绝经，两个月后又来月经。患者自认为是月经回潮，未加重视，直至阴道不规则出血合并严重贫血，才来到医院检查。妇科检查发现宫颈增大，约4.5厘米直径结节状，触血明显，经宫颈活检证实为宫颈癌。

宫颈癌发病以40～60岁之间的妇女为最多，但小至16岁大至80岁的女性都可发病。因此，中老年妇女一旦出现阴道异常出血，应及时就诊做宫颈涂片等检查。

若宫颈涂片检查无异常发现，还需进一步做B超、宫腔镜检查以及分段取子宫内膜做病理检查，以排除子宫内膜癌的可能。子宫内膜癌多发生在50～70岁之间的妇女，最常见的症状是绝经后阴道出血，早期可能只表现为少量阴道出血或粉红色白带，后期则可出现不规则阴道出血等。因此，绝经后再次出血，不要认为还处于绝经阶段，而应该去医院做进一步检查。

宫颈癌的血清肿瘤标志物有哪些?

宫颈癌的肿瘤标志物有绒毛膜促性腺激素（HCG）、甲胎蛋白（AFP）、癌胚抗原（CEA）等。HCG比AFP在宫颈癌患者中变化不明显，故对宫颈癌的诊断意义不大。患者血浆CEA水平常升高，但其对宫颈癌并无特异性，故临床应用价值也不大。目前临床上常用的宫颈癌标志物有以下几种：

◎ 宫颈癌相关抗原（TA-4）及鳞形细胞癌相关抗原（SCC）。用放射免疫法测定，61%的患者TA-4值阳性，水平在5微克/升或以上。SCC是TA-4的亚成分，是宫颈鳞癌的特殊标志。Ⅰ期宫颈鳞癌患者中30% SCC抗原平均水平为10.5微克/升，而TA-4无明显上升，故SCC可用于预测宫颈癌患者的治疗效果及有无复发。

◎ 血清肿瘤相关抗原（CA125）。同时测定SCC和CA125，发现SCC上升者67%为鳞癌，2.5%为腺癌；CA125上升者26%为鳞癌，75%为腺癌。故CA125为宫颈腺癌的标志，SCC为宫颈鳞癌的标志。

◎ 癌胚抗原（CEA）。治疗期间观察CEA和SCC水平的动态变化，有助于判断疗效和合理选择治疗方式。

确诊宫颈癌一定要做阴道镜检查吗？

阴道镜检查是妇科的一种常用检查方法，简单、易行，而且安全。它可以观察到宫颈血管及组织的变化，对肉眼未见明显癌灶的病例（包括早期及癌前病变者）可协助辨别宫颈鳞-柱上皮交界部位有无异形上皮变化，并根据所见异常行定位活组织检查，以提高活检的正确率。

阴道镜检查和细胞学检查为诊断宫颈癌的常用技术。在细胞学检查有怀疑或阳性时，辅以阴道镜检查。阴道镜能将病变部位放大10～40倍，借以观察肉眼看不到的微小病变。在阴道镜下选择病变的准确部位取活检，最后由组织学检查作出诊断，这样就可以提高诊断的正确率，同时减少不必要的处理方法，如宫颈锥形切除术、子宫切除术。

阴道镜不仅在诊断子宫颈早期癌变和辨别肿瘤与炎症方面有价值，而且在治疗方面，特别是在宫颈上皮内癌患者的治疗上，有特殊应用价值。阴道镜对宫颈良性病变的估价和治疗也有价值，甚至在阴道、尿道和外阴的检查方面，也可得到更多资料。但其不能看到子宫颈管内的病变，所以在诊断绝经后妇女子宫颈病变方面有局限性，不能明确诊断。病人对这种清晰度高、图文并茂、容易理解的检查报告非常满意。

白血病

什么样的人群易得白血病？

专家指出，白血病是多种因素共同作用于机体产生的结果。研究表明，具有以下情况者，其白血病的发生率可能高于普通人。

长期接触汽油。如汽车驾驶员与含苯的汽油长期接触，很容易患白血病。职业司机应经常到医院检验血常规，注意白细胞是否下降。如白细胞较平时有显著下降并排除病毒感染或其他原因，就说明此人对苯很敏感，应调换职业。

长期接触染发剂。染发剂是一种对人体有害的化学品。临床上发现，很多白血病患者都有长期染发的历史。人们追求美应以健康为前提，尤其儿童、老年人与怀孕妇女需要特别注意。

不规范用药。由于目前的医药市场还不够规范，存在假冒伪劣药品。比如我们经常可以看到很多所谓的治疗牛皮癣、类风湿等疑难杂症的“秘方”，实际上这些所谓的“秘方”往往是骗人的伎俩，药品中都含有大量的乙亚胺、乙双吗啉，它们是诱发白血病的罪魁祸首。

长期滥用减肥药物。当今社会减肥风盛行，一些爱美的女孩子为了追求苗条，会大量服用配方不明的减肥药物。结果往往减肥效果不明显，反而把自己的健康搭了进去，因为这些成分不明的药物往往会导致白血病。

◎ 大量吸入装修污染气体。各种板材、乳胶漆和新的家具等都含有化学合成物质，这些物质可逐渐释放出有毒气体。对于乔迁新居而新居刚刚装修完毕不久的人来讲，要提高警惕，采取措施，预防白血病的发生。

此外，长期接触放射线的人，以及近亲结婚者也易患白血病。

故事链接

居里夫人与白血病

居里夫人是世界上第一位荣获诺贝尔奖的女性，也是世界上第一位连获两次诺贝尔奖者。她，是世界原子能时代的开创者之一，也是一位白血病患者。

1897 年，一份铀具有放射性的报告，引起居里夫人极大的兴趣。她悉心探索，反复实验，与居里先生密切合作，终于在 1898 年宣布发现了放射性元素镭。他们最终从 8 吨废沥青铀矿中制得 1 克纯净的氯化镭。

1906 年，居里先生突遇车祸逝世。居里夫人以坚强的意志战胜巨大悲痛，不仅独自承担起家庭重任，而且继任了居里先生在巴黎大学的课程，并指导实验室的科学研究工作，潜心研究各种放射性元素。

1914 年第一次世界大战爆发时，居里夫人用 X 射线设备装备了救护车，并将其开到了前线。国际红十字会任命她为放射学救护部门的领导。

20 世纪 20 年代末期，居里夫人的健康状况开始走下坡路，长期受放射线的照射使她患上白血病，终于在 1934 年 7 月 4 日不治而亡。居里夫人为什么会患上这一病症，一个公认的原因就是她长期接触放射线。

年轻人出现哪些症状要警惕白血病?

有统计显示，在儿童及 35 岁以下青壮年人群的恶性肿瘤中，白血病死亡率高居首位。白血病现已成为青年人群的重要死因。根据病情发展快慢，白血病可分为急、慢性两类，前者包括急性淋巴细胞白血病和急性髓细胞白血病，后者包括慢性淋巴细胞白血病和慢性髓细胞白血病。青壮年以急性白血病和慢性髓细胞白血病多见，老年人群白血病患者则以慢性淋巴细胞白血病为主。青壮年人出现以下6种症状时，应及早就医：

◎ 发热。约50%～84%的患者以此为首发症状。发热有两种：一种是由白血病本身引起，一般不超过38℃，发热时往往有鼻塞、流涕、咳嗽、咳痰等呼吸道感染的症状，抗生素治疗无效；另一种是因身体免疫力降低，导致感染引起，往往高烧39℃～41℃，常见感染有咽炎、扁桃体炎、口腔炎、肺炎、泌尿系感染等，口腔炎最多见。此时如查一下患者的外周血，可见大量的异常细胞。要注意，最好不要随意用退热药，如安乃近、百服咛等，以免掩盖了原来的病情。

◎ 贫血。可为首发症状，随病情进展而加重。主要表现为脸色苍白、头晕、乏力、心慌、气急、多汗等，不论在活动或是休息时，都觉得气促、心跳加快。贫血越严重往往提示白血病越严重。但需排除因其他原因如痔疮、消化道出血、月经量过多等失血所引起的贫血，偏食等原因也会引起营养缺乏性贫血。

◎ 出血。出血部位可遍及全身，以皮肤、牙龈、口腔及鼻黏膜出血最常见，其次为消化道、尿道、子宫和呼吸道出血。

◎ 肝脾肿大。尤以急性淋巴细胞白血病显著。

◎ 淋巴结肿大。多局限于颈、腋下及腹股沟等处，全身淋巴结肿大以急性淋巴细胞白血病多见。

◎ 骨关节痛。多见于急性白血病。常表现为胸骨下端压痛。可出现关节、骨骼疼痛，尤以儿童多见。发生骨髓坏死时，可引起骨骼剧痛。

故事链接

不可忽视牙龈出血

一年前的早晨,小俊像往常一样早起先刷牙,可是牙龈流血不止。年轻的小俊不以为然,牙龈出血本来也不是什么大事,多吃点水果就好了,他想。没想到在以后的几天里他的牙龈仍然经常出血,到县医院检查,只发现血色素比较低,只有9.5克,并没有查出具体病因,医生给开了一些止血、补血的药品。吃了两个月的药,也不见好转,身上又出现了小血斑。县医院的医生让小俊到大医院去查查,在进行了一系列血液检查和骨髓穿刺后,小俊被确诊为血癌(急性非淋巴细胞白血病 M3 型)。知道了自己的病情,小俊险些被击倒。

那么,什么是白血病呢? 白血病是癌症的一种,又称为血癌。人的血由血红细胞、白细胞、血小板和血浆组成。白血病患者的白细胞在骨髓及其他造血组织中呈恶性、无限制地增生,且多数白细胞是不成熟的,为幼稚细胞,其存活期比正常情况下长,会影响正常健康血细胞的产量,导致贫血和血小板减少。而血小板有止血的功能,所以血小板少了就会引起身体不同部位出血。

儿童白血病早期会有什么症状呢?

发热。这是儿童白血病最常见的首发症状。由于正常白细胞,尤其是成熟的粒细胞缺乏,机体的正常防御机能障碍而引起感染可致发热。

出血。约有半数以上的患儿伴有不同程度的出血。主要表现为鼻黏膜、口腔、齿龈及皮肤出血,严重者内脏、颅内出血,也往往是造成患儿死亡的原因。

贫血。为最常见的早期症状,呈进行性加重,患者面色、皮肤黏膜苍白，软弱无力，食欲低下。

◎ 肝、脾、淋巴结肿大。急性淋巴细胞性白血病以淋巴结肿大较为显著，慢性粒细胞性白血病则脾肿大更为明显。

◎ 骨关节疼痛及骨骼病变。常见于小儿急性白血病，可为首发症状。

◎ 白血病细胞浸润中枢神经系统。可发生脑膜白血病，患儿出现头痛、恶心、呕吐，甚至惊厥、昏迷。

◎ 血化验检查数据异常改变。大多数患儿血化验检查数据中白细胞增多，高达几万至几十万；骨髓白细胞呈显著增生，可高达95%以上。

（引自《凤凰网——中医频道》）

故事链接

无精打采原来是白血病的征兆

最近几个月，小彤的脸色总是不太好，整天一副没精打采的样子，连老师也反映她上课注意力不集中，成绩下滑了不少。家里人琢磨，可能是小孩子长得快，营养跟不上的缘故吧，于是，天天变着花样，设法给她增加营养。可是，鱼肉蔬果吃了不少，各种保健品也都吃遍了，仍不见有改善。小彤的营养不良可真难对付。这天，妈妈带小彤来到医院，说要好好检查一下。结果血常规果真查出小彤的血红蛋白才70克/升，再做骨髓穿刺，发现贫血居然是白血病惹的祸。所幸，小彤的白血病发现得还算及时，经过一段时间的正规治疗，目前，她的病情已基本得到控制，脸色也比从前红润了许多。不久，她就可以重返校园了。

白血病有潜伏期吗？

白血病很难被早期发现，并非因为有潜伏期，只因为早期症状不明显，不易被早期发现。慢性淋巴细胞白血病在病程的早期无显著自觉症状，仅有淋巴结肿大，可有疲倦、食欲不振、体重下降、活动后心悸及因脾大所致的腹胀感。病情进展时，病人可出现面色苍白和牙龈出血。慢性髓细胞白血病早期可有疲乏、无力、纳差、体重下降、发热或盗汗等症状。病情加重时，红细胞和血小板减少，病人产生面色苍白、牙龈肿胀及出血等症状。

儿童白血病为什么易被误诊为感冒？

儿童得了白血病早期表现不一，多数表现为不规则高热和低热，因此常被当做一般感冒治疗。若两周以上病情无好转，同时面色苍白逐日加重，虚弱、多汗、乏力且消瘦，仔细观察皮肤可见出血点或出血斑，还有流鼻血、牙龈出血等出血倾向，此时需急送医院做全血化验。也有少数患者首先表现为骨骼关节疼痛，开始为不定部位的隐痛或酸痛，严重者剧痛难熬，可误认为风湿性关节炎。有的表现为齿龈肿胀，口腔溃疡，皮肤有广泛的斑丘疹或有结节、肿块。有的表现为颈部、腋窝、腹股沟淋巴结无痛性进行性增大。典型病人诊断并不困难。当出现上述某种症状时，家长要提高警惕，去医院反复检查血液中血球的变化，真相总会暴露出来的。

（引自《百度百科——儿童白血病》）

故事链接

在感冒发烧掩盖下的白血病

这天早上，妈妈招呼威威去上学，一向乖巧的他却赖在床上，半天不肯起来。妈妈急了，正要扯他起来，触及他的身子，好烫，原来小家伙又发烧了，嘴里还喃喃地说着胡话。近半年来，威威的身体明显比以前差了，动不动就感冒、发烧，所幸，轻则吃点抗菌药物，重则在医务室打支退烧针，就退烧了。威威爸长年在外工作，威威妈一个人家里家外地忙活，也够累的，见威威吃药打针后很快就没事了，她也没太在意。可是，这一次威威似乎病得不轻。妈妈赶紧抱起威威直奔医院。了解威威的情况后，医生建议做个血常规检查，化验结果让人大吃一惊：威威的白细胞竟高达20万/毫升（正常值是4 000～10 000/毫升）。后来，骨髓穿刺证实，威威患的是急性淋巴性白血病。

如何看血常规检查报告发现白血病的踪迹？

● 红细胞和血红蛋白。一般显示正细胞、正色素性贫血，血片中有时可见幼红细胞。网织红细胞常减少，但少数病例可有轻度增多。

● 血小板。白血病的早期血小板数目可正常或轻度减少，到中晚期，可有明显减少，低于10×10^9/升，血小板大小不等、畸形，有巨型血小板，血小板第三因子及凝血功能异常。

● 白细胞。白细胞数多时可达300×10^9/升，也可少至$(0.2\sim0.3)\times10^9$/升（低增生性白血病）。急性白血病初期白细胞数一般偏低，晚期多数偏高。白细胞总数特别高或特别低时往往病情严重，治疗困难，疗效较差。在白细胞总数高时诊断并不困难，但在白细胞低时，往往要经浓缩涂片或者自血涂片的尾部才能找到白血病细胞。

急性白血病的骨髓象有何异常？

骨髓象即骨髓细胞学检查。和制作血涂片的方法一样，抽吸一滴骨髓液，在一张玻璃片上涂成薄片，叫做“骨髓涂片”，经染色后在显微镜下观察。

骨髓是造血的场所，涂片上除能看到成熟的红细胞外，还可看到各类有核的血细胞。根据有核细胞所占的比例把骨髓增生程度分成等级，来反映骨髓造血的活跃程度。在取材、制片和染色良好的情况下，正常骨髓的增生程度大多描述为“骨髓增生活跃”；某些贫血时骨髓代偿增生能力良好，则会表现为“增生明显活跃”；如果造血功能降低，则骨髓“增生减低”或“极度减低”；而发生白血病时，骨髓增生活跃（以白血病细胞为主），“明显活跃”或“极度活跃”。

白血病的血液生化检查有何异常？

- 末端脱氧核苷转移酶（TDT）。在急性淋巴细胞白血病（ALL）时活性增高，而在急性非淋巴细胞白血病（ANLL）中无活性。
- 碱性磷酸酶（AKP）。在ALL时明显增高，急性骨髓细胞白血病（AML）明显降低。
- 乳酸脱氢酶（LDH）。ALL时明显增高。
- 血清尿酸浓度增高。尿内尿酸排泄量增多，在用细胞毒药物治疗时更甚。

诊断白血病为什么要做骨髓穿刺检查？

骨髓穿刺是诊断白血病最常用、最有效的方法。白血病是骨髓造血组织的恶性肿瘤，虽然白血病细胞可以扩散到血液和其他器官，但是仅仅检查外周血（如静脉血）常常不能准确地反映白血病的病变状况。骨髓是白血病的“发源地”，骨髓穿刺取材进行细胞学检查是诊断和观察白血病病情变化、了解治疗疗效的准确且可靠的方法。

骨髓涂片镜下可见白血病细胞具有共同的形态特点：大小不一，多数体积增大，核浆比值增大，细胞核形态不规则，常有异形，核染色质粗糙，分布不均，核仁较正常原始细胞大且显著。急性白血病初诊时骨髓象绝大多数呈增生活跃、明显活跃或极度活跃，而正常造血细胞则明显受抑制。在不同类型的白血病中骨髓象表现亦不相同，所以骨髓穿刺不仅是诊断白血病的有效方法，而且还是白血病分类的重要依据。

治疗过程中也需要多次骨髓穿刺了解治疗疗效和骨髓造血功能状况。即使病情经治疗达到完全缓解后也需定期检查以便早期发现白血病复发，及时治疗。骨髓检查方法简单，常在骼骨后上嵴或胸骨部位，局部注射少量麻醉药，用骨髓穿刺针抽吸一小滴骨髓血即可，操作安全，对健康也无损害。患者应主动配合医生进行骨髓检查。

慢性粒细胞白血病的血象和骨髓象有何异常？

血象

- 白细胞。可达 100×10^9/升且以中性中幼粒、晚幼粒和杆状核细胞为主，嗜酸性和嗜碱性粒细胞增多，血中偶见幼红细胞。
- 红细胞及血小板。早期数目可正常，但血小板可高达 $1\,000\times10^9$/升。

骨髓象

- 粒细胞增生明显至极度活跃，中、晚幼粒和杆状核粒细胞增多，原粒细胞≤10%。
- 粒细胞大小不一，核与胞质成熟不平衡。
- 粒细胞核分裂象相对多见。

◎ 嗜碱性和/或嗜酸性粒细胞增多。

◎ 幼红细胞和巨核细胞早期增生活跃，晚期则增生被抑制。

◎ 中性粒细胞碱性磷酸酶活性降低或消失。

◎ 骨髓细胞培养，粒细胞巨噬细胞集落形成单位（CFU-GM）的集落或集簇较正常明显增多。

故事链接

血象+骨髓象检查确诊慢粒

两年前，小郑出现了一系列奇怪的症状：盗汗，皮肤容易瘀青，踝关节肿胀，活动后气短，左上腹沉重不适，食后饱胀等。这促使他去看医生，查体发现脾肿大，且小郑的白细胞远远超过了正常值，血象化验单上显示主要为中性中晚幼和杆状粒细胞，原始细胞（Ⅰ型+Ⅱ型）≤5%～10%，嗜酸粒细胞和嗜碱粒细胞增多。第二天的骨髓检查发现骨髓增生明显，并且有费城染色体，这是慢性粒细胞白血病（慢粒）的标志染色体。另外，医生又给他做了CFU-GM培养，发现集落或集簇较正常明显增加。至此，小郑的慢性粒细胞性白血病基本确诊。

淋巴瘤

淋巴瘤的高危人群有哪些？

◎ 都市白领。在大都市中生活的人大多需要承受许多来自生活和事业上的压力，压力过大也是淋巴瘤的发病诱因。人在长期承受过大压力的情况下，精神高度紧张，免疫力急速下降，这就为有毒、有害物质的侵入提供了良好的环境。人体整体的机能迅速下降，引起肾虚、肝虚，进而引起身体代谢循环变慢，血气凝滞产生大量的酸性垃圾，从而引发淋巴瘤。

◎ 长期熬夜的人。这类人由于作息不规律，导致体内代谢功能受到影响，经常出现代谢紊乱。由于睡眠的缺乏，人体内免疫力的主力军——血液中的淋巴细胞数目明显下降，免疫力也会跟着下降，感染淋巴瘤的几率相应提高。

◎ 爱染发的女性。很多爱美的女性，为了漂亮经常会把自己的头发染成各种颜色，如果不慎使用了劣质的染发剂或使用了含苯或有机溶剂的化学药品等，都有可能导致淋巴系统出现病变。特别是长期使用黑色染发剂的人群，患病率更高。

◎ 长期接触辐射源的人。科技的飞速发展在为人类提供便捷的同时，也为我们带来了辐射。手机、电脑，甚至瓷砖与大理石都成为了辐射源。辐射将许多化学成分带入了人体，使人体在饱受大气污染的同时再次受到化学品危害。淋巴系统持续抵御大量不良细胞的侵害，久而久之，工作能力下降，便会诱发淋巴瘤。

恶性淋巴瘤的早期信号有哪些？

◎ 无明确原因的进行性淋巴结肿大。

◎ 淋巴结结核经正规疗程的抗结核治疗、慢性淋巴结炎经一般抗炎治疗无效。

◎ 不明原因的长期低热或周期性发热，特别是伴有皮肤瘙痒、多汗及淋巴结肿大时。

故事链接

耳朵小包是恶性淋巴瘤

“妈妈，我被蚊子叮了个包，可是一点都不觉得痒。”生性爱美的小蝶最喜欢对着镜子梳理头发了，一次梳头时，她发现自己的右耳下方长了个小肿块，12岁的她以为是被蚊子叮咬的，就没有在意。但小蝶的一番话却引起了妈妈的注意，于是，她连忙带着小蝶到北京肿瘤医院就诊，医生诊断小蝶患有非霍奇金氏淋巴瘤。听到医生的诊断，小蝶全家陷入了沉默，他们怎么也不敢相信这个长在耳根部位的“小包”竟然就是淋巴瘤。“淋巴瘤”这个曾经离他们一家是多么遥远的词汇，现在却突然之间近在咫尺。

淋巴瘤早期会咳嗽

林先生今年才25岁，可是间断咳嗽、胸闷、发热已经有5年多了。年轻的林先生一直以为自己是亚健康，直到半年前发现淋巴结肿大，吃了一些消炎药后，肿大仍然没有消失，于是他到医院进行了检查。入院查体可扪及双侧下颌、颏下、颈前、颈后多枚肿大淋巴结，约3～10毫米，活动良好，无压痛；右侧腋窝可扪及一枚5毫米大小淋巴结，活动良好；双侧腹股沟可扪及数枚1厘米大小淋巴结，活动良好，无压痛。经一系列病理检查和临床分期，确诊为早期淋巴瘤。

由上述病例来看，部分淋巴瘤患者是以咳嗽、晕厥为首发症状的。淋巴瘤的咳嗽症状可能被误导为是感冒引起的咳嗽，时常还伴有发热、呼吸急促等，很容易造成误诊。淋巴瘤的咳嗽往往是毫无诱因的剧烈咳嗽，可能出现晕厥。

早期淋巴瘤可以摸到吗？

因为多数淋巴瘤患者先在浅表淋巴结发病，如颈部、腹股沟和腋下淋巴结，这些部位都很容易自测到。所以除了牙痛、过敏性鼻炎等显而易见诱发淋巴结肿痛的原因外，如果淋巴结出现无痛性、进行性肿大，自测者就应去医院就诊并做 B 超或 X 线等检查，以排除淋巴肿瘤。

疑似淋巴瘤需要做哪些检查？

- 全面细致的体格检查。尤其是浅表淋巴结，包括颌下、枕后、耳前、颈、锁骨上下、滑车上、骼窝、腹股沟、腘窝淋巴结，咽淋巴环等，在腹部应注意肝脾有无肿大及有无腹块。
- 实验室检查。包括血常规、血沉、骨髓穿刺、活组织检查、血清碱性磷酸酶、乳酸脱氢酶及肝肾功能等。血象检查在淋巴瘤晚期可合并溶血性贫血；活动期时，血沉会加快；血清铜、血清锌及铁蛋白升高提示病情进展；肝或骨骼受损可见碱性磷酸酶升高；血钙升高提示骨转移。
- X 线检查和 CT 扫描。包括胸部正侧位片、全肺断层摄影、胸部或腹部 CT，必要时还可行双下肢淋巴管造影。
- 超声波检查。能发现直径大于 20 厘米的淋巴结和肝脾等腹腔脏器侵犯情况。
- 对怀疑有骨侵犯的患者可行全身骨扫描。
- 对疑有肝侵犯者可行肝脏活检。
- 对怀疑有脑侵犯的患者应行腰穿及脑脊液检查。

（引自《抗癌在线》）

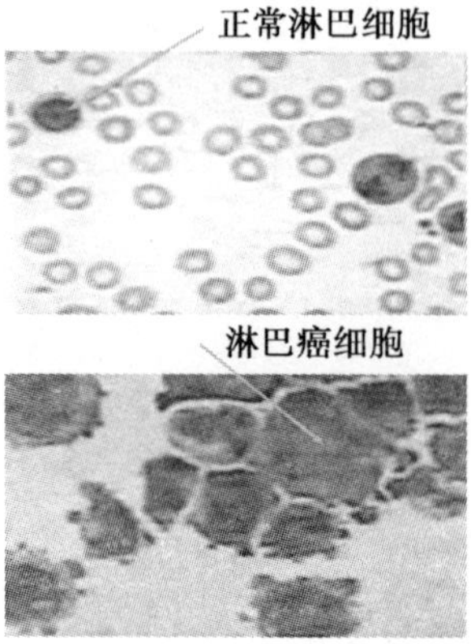

淋巴细胞、淋巴癌细胞

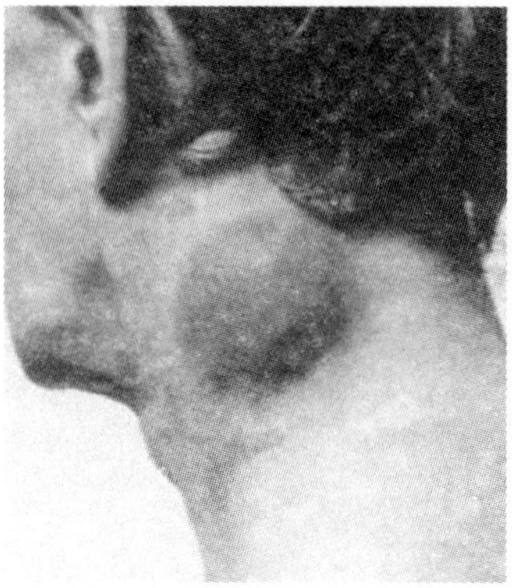

淋 巴 瘤

疑似恶性淋巴瘤是否一定要做淋巴结活检?

正确的病理诊断是正确治疗的关键。根据世界卫生组织的分类,恶性淋巴瘤可分为二十几种亚型,每种亚型都是独立的疾病。所以一旦发现肿块,怀疑是淋巴瘤,应该尽早进行病理活检。

浅表淋巴结首选手术切除。细针穿刺适合体内深部淋巴结和怀疑有病变的脏器,或者治疗后怀疑有复发的肿大淋巴结。这些检查都是安全的,不会造成肿瘤扩散和转移。

故事链接

不明原因消瘦,淋巴结肿大不可忽视

三十多岁的吴先生近来莫名其妙地瘦了二十多斤,除了消瘦外,身体没有任何不适,也没发烧等症状,到多家医院就诊,医生都找不出他的毛病。近日,吴先生再次到一家大医院就诊,医生发现他的腹腔里有个肿

块，结果一做活检，病理诊断为非何杰金氏淋巴瘤。

在十大恶性肿瘤中，淋巴癌发病率可以排在第9或第10位，男性发病略多于女性。和胃癌、肺癌等一些老百姓熟悉的癌症相比，淋巴癌有一个特点，它在两个年龄段的人群中高发，一个是20～40岁的中青年人，一个是60岁以上的老年人。和其他肿瘤相比，淋巴癌更是“早期难发现、易治疗，晚期易发现、难治疗”，因为它早期出现的肿块往往无痛，容易被人忽视。医生提醒，出现颈部、腋窝或腹股沟的淋巴结肿大，体重减轻，发烧，盗汗等症状，应早期监测，必要时要做淋巴结活检。

骨肿瘤

如何看骨肿瘤患者的生化检查化验单？

部分骨肉瘤患者的碱性磷酸酶（AKP）有升高，AKP和乳酸脱氢酶（LDH）对于评估患者的预后有重要意义，AKP水平用来早期发现骨肉瘤的复发和骨转移。恶性骨肿瘤晚期呈消耗性表现时往往有贫血，血色素降低。多发骨髓瘤往往血沉快、球蛋白高，清蛋白/球蛋白（A/G）倒置。血钙增高可能是骨转移癌的表现。

疑似肿瘤骨转移可做哪些影像学检查？

全身骨扫描是骨转移首选检查；普通X线检查价格低，准确度高，但发现骨转移要滞后3～6个月，因此不宜做筛选检查应用；CT和MRI费用高，只能局部显像，也不宜做筛查，但对于脊柱等重点部位，若其他检查不能确诊，则可应用CT和MRI，MRI灵敏度高，可比骨扫描更早地发现骨转移。

青少年关节疼痛要警惕骨肉瘤

骨肉瘤起病急，短期内迅速转移。疼痛和肿胀是本病常见的临床表现。发病早期患者四肢常有不规则的隐痛不适，或是关节周围疼痛持续加重，与运动无关，“夜痛”明显（晚上疼痛是肿瘤的生长表现），逐渐出现肿胀、肿块，并伴有皮温升高、静脉怒张等表现。肿块不断增大，症状日益加重，病程发展十分迅速，甚至隔天都有加重。当侵犯关节时，可引起运动受限或功能障碍。后期或肿瘤生长迅速时，往往有发热、全身不适、体重减轻及进行性消瘦等症状。

由于青少年的骨骼快速生长，所以骨癌引起的疼痛很容易被人误诊为生长疼，或以为是一般的关节炎、扭伤等，错失最佳治疗时机。如果青少年出现肿、痛、局部皮肤温度高，并伴有关节活动受限，绝不能掉以轻心，应尽快就医。骨肉瘤的发病率大约是十万分之一点五到十万分之二，但相当凶险，癌细胞半年至一年内会出现肺转移，造成病人死亡。

故事链接

17 岁的小敏正是花季少年，刚上高中的她对未来充满幻想。突然有一天，小敏感到右膝内侧酸胀疼痛，可是之前并没有着凉也没有摔跤，小敏很奇怪，但也没在意，因为课程实在太忙了。就这样，3 个月过去了。最近，小敏发现右膝在活动后疼痛更严重了，走路只能一瘸一拐的，可是摸摸膝盖不红不肿，皮温也不高。

家人带她到医院骨科检查。体格检查：右小腿上段内侧有 4 厘米 × 6 厘米大小包块，扁平、有压疼、质软、边界不清，局部皮温略高，右膝关节活动受限，关节间隙无压疼。X 线检查：右胫骨干骺端见不规则骨质破坏，可见层状骨膜反应，软组织肿胀，边缘不清，右膝关节间隙无异常。医生怀疑骨肿瘤的可能，于是又查了CT、MRI、穿刺活检，高度怀疑右胫骨上段骨肉瘤。最后进行了右小腿中上段解剖，发现右胫骨上段全段呈溶骨性破坏，骨质松脆，有多个侵蚀空洞，可见增生新生骨，右小腿右侧广泛软组织侵犯，呈鱼肉样改变，病变尚未突破胫骨平台软骨面。取右胫骨上段骨组织活检，最终诊断为：右胫骨上段骨肉瘤，并做了截肢手术。

如何看骨肉瘤检查的X线片？

◎ 松质骨和髓腔的改变。骨肉瘤较有特征的改变为骨质增生。X线显示骨质硬化增白，雾状、斑片状、团块状肿瘤新骨形成。这种骨化由较成熟的肿瘤骨排列而成，有的疏松，有的紧密，X线呈絮状增白，这种X线表现是诊断骨肉瘤的重要依据之一，可为中心性或偏心性、局限性或弥漫性密度增高，骨质破坏，多见于长骨。

◎ 骨皮质改变。X线见皮质表面凹凸不平，皮质内有不规则弯曲的隧道样缺陷，最后全部皮质被破坏，而呈中断和消失，有时并发病理性骨折。

◎ 骨膜反应。由肿瘤的成骨和破骨所引起，不一定是肿瘤侵犯骨膜的结果。骨膜反应外层比内层密度高，骨膜反应和皮质间都有一个透亮间隙。X线见骨膜呈绒样、葱皮样、垂直样、袖口征（Codman三角）样反应。

◎ 软组织有肿块。

◎ 袖口征。出现在肿瘤突破皮质形成软组织肿块的邻近部位。骨膜反应性增生特别迅速，越靠近肿瘤处新生长的越多，形成三角形，三角形底部骨质被肿瘤破坏而表现为模糊和不规则。

老人骨折需排查骨髓瘤

骨髓瘤在临床上常常表现为贫血、病理性骨折、骨骼破坏及疼痛,以及肾脏病变和免疫球蛋白异常等。由于此病发病缓慢,可以在相当长的一段时间内无明显痛苦表现。因此,有的患者会因全身关节疼痛而一直当做风湿病或腰椎骨质增生来治疗;有的又会因长期流鼻血、牙龈出血而一直当做单纯性贫血来进行治疗;有的因稍受外力或用力不当发生骨折后,误以为是一般性骨折,就是想不到可能为多发性骨髓瘤。其实,及时行骨髓穿刺对诊断此瘤是很重要的,以此可早期发现是否是骨髓瘤在作怪。

故事链接

多处骨折竟是骨髓瘤作怪

"人老了,整天腰酸背痛的。"老刘逢人就述说着自己的痛苦。已经两年了,开始时酸痛只在活动时才会出现,休息以后就消失。可能是疲劳的缘故,老刘想,并没当回事。可是今年开始,腰痛的症状逐渐加重,让他越来越难以忍受。渐渐地不管活动还是平时,莫名酸痛都会一阵阵袭来,且腰背部酸痛之感慢慢剧烈,经常痛得直不起身,严重影响日常活动。到后来老刘已无法站立,卧床不起,最后连卧床时仍腰背部疼痛明显,连翻身都非常困难。

老刘被家人抬到了医院。CT 等检查显示,老刘胸 5、6、8、9、12 椎体楔形改变,即压缩性骨折,腰椎、两侧肋骨也有压缩性骨折,同时颅骨见多发大小不等的圆形、类圆形的病灶。入院后,综合影像学、血清单克隆免疫球蛋白及骨髓检查等检查,老刘被确诊为罕见的 IgE 型多发性骨髓瘤。

老人骨痛并伴随哪些症状，需要警惕多发性骨髓瘤？

年过50的老人，若发生骨痛现象（多为腰骶、胸骨、肋骨疼痛），并伴随以下症状，即需警惕多发生骨髓瘤。

- 贫血，或有反复的出血倾向，早期贫血轻，后期贫血严重。血小板减少，出血症状多见，如皮肤黏膜出血，严重时可见内脏及颅内出血或反复的感染（如肺部）。
- 肝、脾轻度、中度肿大，颈部淋巴结肿大。
- 常规的尿液检查发现尿蛋白增高，血沉明显增快，肝功能检查显示球蛋白增高。

一般情况下，如果同时存在骨骼受累、骨髓浆细胞异常增高及免疫球蛋白（或其轻链）增高，即可诊断多发性骨髓瘤，然后接受治疗。值得注意的是，多发性骨髓瘤病人骨骼常受侵犯，即使没有强外力作用也可发生骨折（此所谓病理性骨折），多发性骨髓瘤患者一定要注意避免大幅度的较激烈的运动而导致外伤。

故事链接

被误认为骨质增生的骨髓瘤

59岁的杨女士，退休后一直在家照顾孙子。几年前开始有腰痛的症状，一直以为是老年性骨质疏松加劳累所致，也没放在心上。2005年开始，腰痛加重，甚至有麻痛的感觉。在儿子、儿媳的劝说下到医院检查，CT显示：T12、L2压缩性骨折。此时腰部疼痛更加严重，甚至突然不能行走。细心的医生在处方开出曲马多胶囊、吗啡控释片等止痛药的同时，根据CT的显示结果，立即对杨女士进行骨穿刺检查。骨髓穿刺活检发现大量异常的浆细胞，这是多发性骨髓瘤的诊断依据。再加上 CT 检查的结果以及血清学的检测（血清电泳检出 M 蛋白），至此，杨女士“多发性骨髓瘤伴 T12、L2、L4 受损”的诊断基本成立。

多发性骨髓瘤应该做哪些检查？

外周血。见于绝大多数患者，随病情进展而加重；白细胞计数正常或减少；血小板正常或减少。

骨髓象。骨髓瘤细胞的出现是多发性骨髓瘤的主要特征，骨髓瘤细胞形态呈多样性。

血清异常单克隆免疫球蛋白。可通过血清蛋白醋酸纤维薄膜电泳、免疫电泳、聚合酶链反应（PCR）检测。

尿液。尿中有凝溶蛋白，具有诊断意义。

肾功能。肾功能常受损。

血液生化异常血。血钙常升高；高尿酸血症。

皮肤癌

皮肤癌应该如何自查？

皮肤出现以下情况时便要警惕皮肤癌：在皮肤暴露于阳光的部位，如头、颈、手背、胸、背部等，发现突性生长物，且长久不消失；暗疮长久不消失；只需经轻微刺激就会出血（一般的皮肤疾病多数无此特征）；皮肤无缘无故结痂，特别是结痂之后长期不消失；皮肤表面呈鳞状并有分泌物，或表面硬结，或破溃不愈；皮肤出现某些不寻常现象，如某点发亮，闪

耀如珍珠,可见微血管。检查的方法是:

面对镜子(下同),全身裸露,先从双臂开始,检查掌心、手指、指间、前臂、后臂,接着双臂举起,肘关节弯曲,仔细检查小臂的内侧和关节处。

检查身体正面,包括脸部、颈部、胸部,腹部及阴阜区和大小腿。

检查侧身时,手上举,先检查左半部,后检查右半部。

背对着镜子,手里再拿一小镜子对着照,看看颈后部、背部、臀部和双臂的局部。如不方便,可请夫妻一方或好友帮忙检查一下。

请人用梳子撩开头发,以便检查头部皮肤有无可疑的地方。如果是男性,在头发较短时也可以自己慢慢地摸。

坐下,检查一下足部、足跟、足趾和足底,然后拿一面镜子置于双腿内侧并不断移动,观察双腿后部是否有病变迹象。一旦发现异常,尽快就医问诊。

出现哪些情况后需要警惕皮肤癌早期恶性病变并进行活检诊断?

- 经久不愈,或时好时犯,或有少量出血的皮肤溃疡。
- 凡日光性角化病出现流血、溃烂或不对称性结节突起等症状。
- 往日射线照过的皮肤或旧疮疤,或窦道处出现溃破或结节突起。
- 久不消退的红色皮肤疤,其上显示轻度糜烂时当警惕原位癌之可能。

故事链接

伤疤居然变肿瘤

23 岁的小艾,5 岁的时候左前腹壁有过烫伤,当时经过治疗后形成一个硬币大的疤痕，因为位置比较隐蔽，所以当时也没有进行植皮。没想到，一个月前，她洗澡的时候无意中发现原来烧伤的疤痕上出现了一个肿物，表面粗糙，质地较软。自从发现了之后，肿物上还常常有痒的感觉，当时也没在意，以为是洗澡的时候洗浴用品刺激的缘故，就自己早晚涂了一点皮炎平软膏，感觉好像没有什么效果。近来肿物迅速增大，甚至出现了表面出血的现象，再两天后，表面流出脓样的东西，自己甚至可以闻到有不悦的味道。小艾感觉到事态的严重，第二天立刻向单位请了假去医院皮肤科就医，医生检查发现，肿物已经长至10厘米×8厘米×6厘米左右大小，呈菜花状，表面粉红色，部分已经糜烂，可见脓性分泌物以及血污，恶臭，质地脆，易出血。在局部检查以及血常规检查支持皮肤癌倾向的情况下，医生立即做了局部组织病理检查，发现是皮肤鳞状细胞癌。好在小艾的病情尚未进一步侵犯到皮下组织，因此手术切除加化疗治愈的成功率还是很高。

什么是"结构不良"的痣？

结构不良痣的主要特征为痣呈杂色，即在粉红色的基础上同时伴有红色、棕褐色或黑色，其直径常大于5毫米，边界不光整。这种痣易发生恶变，其具有遗传倾向，属常染色体显性遗传。凡痣的数目在100个以上，其中至少一个痣的直径大于8毫米，至少有一个痣在组织学形态上具有异型性者称为结构不良痣综合症。有该症者常有遗传性黑素瘤家族史，与恶性黑素瘤的发生关系密切；但无遗传性黑素瘤家族史的结构不良痣综合症患者，仍可发生散发性恶性黑素瘤。一种出生时就有的先天性巨大痣，其直径大于20厘米者，在其一生中发生恶性黑素瘤的危险性达5%～20%。

（引自《39健康网》）

哪些痣可能恶化为黑色素瘤?

色素痣,俗称“痦子”,是一种常见的良性皮肤肿物,几乎每个人身上都有。对于色素痣,大家的态度各不相同,有人无所谓,有人觉得它有碍观瞻,有人认为它与命运、运气相连,有人则总是担心它会恶变。

一般说来,色素痣的发生与人种、遗传有关系,白种人的色素痣多于黄种人和黑种人。近年研究表明,光照强度、频率与色素痣的发生也有关系。

绝大多数色素痣是良性的,对人体健康没任何影响。许多人担心色素痣恶变,并不是空穴来风。一方面,部分色素痣易与一些皮肤恶性肿瘤混淆,常常彼此间误诊;另一方面,个别色素痣确实与黑素瘤发生有一定关系,所以对色素痣应给予必要的重视,必要时请皮肤科医生鉴别。据统计,每 10 万人中发生黑痣癌变的有 1 人。尽管这个比例不大,但黑痣癌变所产生的黑色素瘤是一种恶性程度高、转移早、危险性大的肿瘤,如不及时治疗,一般可使患者在 1~2 年内死亡。

除无色素性恶性黑色素瘤外,临床医生仅凭肉眼来诊断恶性黑色素瘤或鉴别哪些属于良性色斑或黑痣,哪些是结构不良痣或已有辐射生长的早期黑素瘤十分困难,其确诊的唯一依据还是病理组织学检查。但色素性皮损如有下列改变者,常提示有早期恶性黑色素瘤的可能,应引起高度警惕。

◎ 颜色。杂色常为恶性病变的信号,雀斑型及表浅蔓延型恶性黑素瘤常在棕色或黑色中掺杂红色、白色或蓝色、其中尤以蓝色为不祥之兆,白色常提示肿瘤有进行性退变。结节型恶性黑素瘤总是呈蓝黑色或灰色。

◎ 边缘。常参差不齐,呈锯齿状改变,为肿瘤向四周蔓延扩展或自行性退变所致。

◎ 表面。不光滑。常粗糙且伴有鳞形或片状脱屑,有时有渗液或渗血,病灶可高出皮面。

◎ 病灶周围皮肤。可出现水肿,或丧失原有皮肤光泽,或变白色、灰色。

◎ 感觉异常。局部常发痒、灼痛或压痛。当病灶继续发展时,局部可有结节状或息肉样块物,因亦为溃疡性病变,故伴渗液、出血,刺痛或灼痛更加明显,原发灶出现卫星结节,常有区域性淋巴结肿大。

如出现上述现象就是癌变信号。此外,手、足、会阴区摩擦部位的痣也可能恶变,特别是企图消灭黑痣的"点痣"术常导致恶性黑色素瘤的发生。

黑痣恶变的征象是突然扩大或发红,出现痒感、渗水或出血,应立即请外科医生诊治。凡手、足、头、面部的黑痣若要除掉,必须请外科医生按医学常规彻底切除,不可随意处置。

(引自《搜狐健康》)

故事链接

小小黑点酿大祸

3个月前,58岁的周大妈发现右侧腹股沟内有肿块,并且不断增大,而且右下肢也有水肿,于是到医院检查。医院先按照"淋巴结炎"用多种抗生素对其进行治疗,但一段时间后也没什么效果,于是请了各科专家会诊。专家在对周大妈进行身体检查时发现,其右腹股沟内的肿块有鸭蛋大小,且局部皮肤已呈暗灰色,肿块质地较硬,表面光滑,触摸该肿块,周大妈无明显压痛。仔细了解发病前的种种迹象,医生才得知,原来周大妈在3个月前,无意中发现右侧足底有一芝麻大小的黑点,并且越来越大。在一次剪趾甲时,周大妈剪去了黑点上的赘生物。但不久后,被剪去的赘生物又再次隆起,并迅速增大,同时其右下肢开始出现弥漫性水肿。后来，赘生物的表面开始溃烂，周大妈便在一家小诊所里将赘生物切除，但当时对切下来的肿块未作病理切片检查。由此，专家怀疑该肿物可能是足底黑色素瘤，其腹股沟的肿块可能是黑色素瘤的转移物。后经对其腹股沟内的肿块组织进行活检证实，周大妈得的确实是腹股沟淋巴转移性恶性黑色素瘤。

如何区别痣和黑色素瘤？

不对称性。普通痣两半是对称的，而恶性黑色素瘤两半不对称。

边缘。普通痣的边缘光滑，与周围皮肤分界清楚，而恶性黑色素瘤边缘不整齐，成锯齿状改变。另外，黑色素瘤表面粗糙且伴鳞形或片状脱屑，有时还有渗液或渗血，病灶高于皮面。

颜色。普通痣通常是棕黄色、棕色或黑色，而恶性黑色素瘤会在棕黄色或棕褐色基础上掺杂粉红色、白色、蓝黑色。其中，蓝色最为不祥，白色则提示肿瘤有自行性退变。结节型恶性黑色素瘤总是呈蓝黑色或灰色。

直径。普通痣直径一般小于5毫米，而恶性黑色素瘤直径大于5毫米。

上述4种区分方法，即所谓的“ABCD”（4个英文单词的首字母）区分法。

故事链接

“胎记”差点变成癌

很多人身上都有胎记，晓洁的“胎记”是长在右脚的大脚趾内侧，这是奶奶和妈妈给她洗澡时最早发现的，这块“胎记”已经伴随晓洁20年了。晓洁出生时，这块“胎记”只有黄豆粒大小，椭圆形，黑色的。妈妈觉得奇怪，一般人的胎记大多长在屁股、背、胳膊和腿上，长在脚上的还很少，所以对这块“胎记”一直很留心。晓洁长到五六岁的时候，这个小小的“胎记”除了有点变大之外，晓洁没有感到任何的疼痛、瘙痒。妈妈放心了，还打趣地跟晓洁说：“要是你跑丢了，我们就能凭着你脚上的‘胎记’，很容易找到你啦。”

转眼间，“胎记”陪伴着晓洁走入了大学的校门。此时，“胎记”已经长成了硬币大小，而且摸起来，不像小时候那样光滑和皮肤表面相平了，有些毛糙，比皮肤表面高出了不少。

在一次体育课上，晓洁长跑后感觉到右脚的大脚趾比较疼，而且湿漉漉的。回到宿舍后，她脱下袜子一看，那块“胎记”被磨破了，流出的血水把袜子都弄湿了。“胎记怎么会破呢？”她的脑子里窜出这个念头，但这个疑惑也就是一闪而过。随后，她用创可贴贴在了破损的地方。

可是，没过多久，晓洁的“胎记”又被磨破了。这下她心慌了，就找到医生咨询。医生查看了她的症状后，告诉她，应该尽快把这个部位切除掉，如果继续发展下去，就有继续扩大的可能。虽然有点想不通，但“胎记”不断被磨破，已经影响到了晓洁的生活，她最终还是接受了手术。医生对切除下来的“胎记”进行了病理检查后发现，如果不切除，就有癌变成黑色素瘤的危险。

儿童肿瘤

常见的儿童肿瘤有哪些？如何早发现？

专家指出，凡是成人得的肿瘤，儿童都有可能得。而且近年来，儿童肿瘤发病率节节攀升，已成为威胁儿童生命安全的第二大杀手。经过资料统计，下列几种肿瘤儿童的发病率相对较高，需要引起注意：

- 急性白血病（俗称血癌）。这是儿童常见的恶性肿瘤。早期常表现为发热，面色苍白，心慌无力，关节痛，淋巴结肿大以及皮肤、牙龈出血等症状。

- 恶性淋巴瘤。患儿表现颈部、腋下、大腿根部的淋巴结逐渐肿大，但无红肿和疼痛。有时出现发热、消瘦、皮肤瘙痒等症状。

- 视网膜细胞瘤。此瘤大多数（约为 90%）好发于 4 岁以下的儿童。患儿早期出现斜视，眼球突出，视力下降，瞳孔能见到像“猫眼”样黄色光。

- 视神经母细胞瘤。多见于 8 岁以下儿童，常出现眼球突出、眼眶肿块、头痛、眼痛、复视、流泪等症状。

- 肾母细胞瘤。多数发生在 10 岁以下儿童，肿瘤多长在腹腔，平时一般不觉疼痛，往往在洗澡、更衣时发现腹部肿块。

- 骨肿瘤。也是儿童常见的恶性肿瘤，早期常出现肢体局部肿块、疼痛、活动障碍。

- 血管瘤。是儿童多见的良性肿瘤，常出现皮肤红斑、红点和紫块等，形态各异，无不适症状。

故事链接

小文的宝宝今年 5 岁，聪明好动，活泼可爱，见到的人没有不喜欢的。可就在不久前，宝宝开始发烧起来，可以触摸到颈部的淋巴结肿大。起初小文以为是感冒，于是自行在药房给宝宝买了退烧药，虽然症状有所缓解，但宝宝总是反复发烧，甚至还出现了咳嗽、胸闷、腹胀、腹痛等症状。于是，她连忙带着宝宝去医院就诊，医生诊断宝宝患有淋巴瘤。

淋巴瘤的恶性程度不一，由淋巴组织细胞系统恶性增生所引起，多发生在淋巴结内。这种病可发生于任何年龄,其儿童发病率在儿童恶性肿瘤中位居第三位。由于缺乏对本病的警惕,其早期症状和体征常不被重视或当做其他疾患来处理,误诊率可达60%以上。研究表明儿童肿瘤发病的高峰年龄是5岁以下,常见肿瘤有畸胎瘤、神经母细胞瘤、肝母细胞瘤等。有的家长存在认识误区,认为新生儿不适合做手术,其实儿童肿瘤在1岁以内治疗效果最好,因此一定要做到"早发现、早诊断、早治疗"。这里提醒广大的家长朋友,如果儿童出现长时间不明原因发烧或体温忽高忽低,小孩肚子痛或肚子发胀,都应尽早到医院进行检查。此外,在膳食上要注意不可食用霉变食品,少食腌制烧烤食品、膨化食品、碳酸饮料,多食用新鲜蔬菜、水果、豆制品、鲜奶等,主食要粗细搭配。此外,生了病要尽量用中药,少用或不用抗生素等化学药品。

儿童肿瘤的早期征兆是什么?

由于人们对于肿瘤的认识不足,使一些儿童肿瘤的早期表现得不到应有的重视,一些早期儿童恶性肿瘤甚至是良性肿瘤不能及时准确诊断、施治,从而失去了获得痊愈的机会。其实,很多儿童恶性肿瘤在早期如能得到合理的治疗是可以治愈的。以下是儿童肿瘤的早期表现症状,供各位家长参考和自检:

- 不明原因的脸色苍白、出血。常伴有倦怠、食欲不振、贫血等现象,或出现不明原因的出血、可疑出血点或瘀斑,需要尽快去医院血液科检查。

- 不明原因的发烧。如果无缘无故地发烧超过半个月,并且体温忽高忽低,难以控制,就应赶快就医。因为这很可能是白血病或者神经母细胞瘤的临床表现。

◎ 不明原因的疼痛。如腹痛、关节酸痛、头痛等，同时常出现神经症状，如呕吐、走路不稳等。

◎ 持续性的淋巴腺肿大。因病毒感染导致的肿瘤多会造成局部（如颈部、腑下、鼠蹊部等）或全身的淋巴腺肿大，如持续时间较长，且无压痛感，应详细检查。

◎ 四肢、躯干异常肿大。一些骨癌或横纹肌肉瘤多以四肢或躯干肿大为征兆，不能将其草率地视为外伤。

◎ 眼睛有异常反射光。幼儿的眼球对光线产生不正常反射光，眼眸深邃，可见有白色物体，应迅速到眼科检查。

教你看懂化验单

化验单上的（+）、（-）表示什么？

化验单或报告单的结果常常用（+）、（-）来表示。这里的（+）、（-）并不是数学计算时的加、减符号，而是用来表示结果的阳性、阴性。

一般来说，阳性（+）是表示疾病或体内生理的变化有一定的结果。例如，为一位停经妇女做尿液妊娠试验检查，结果是阳性（+），就说明这位妇女已怀了孕，思想上应有所准备。再如，乙型肝炎表面抗原（HBsAg）检查结果为阳性（+），说明这是一位乙型肝炎病人或是乙型肝炎病毒携带者，要引起重视才好。相反，化验单或报告单上的阴性（-），则多数基本上否定或排除某种病变的可能性。

（+）的多少，还能反映某种疾病病情发展程度上的严重程度，也就是代表量上的变化。例如，得了糖尿病，经常做尿糖试验，（+）的多少，就说明糖尿病的病情变化情况：（+）为病情轻，（-）为病情得到控制，而（++）→（+++）说明病情没有得到控制，在继续恶化和发展；患有胃、十二指肠溃疡病的人，大便隐血试验（+++）或（++++）则说明病人出血的严重程度。

然而,阳性或阴性,(+)或(-)的结果有时也代表着相反的一面。例如,一位多年不孕的妇女去做了治疗后,发现尿液妊娠试验阳性(+)时,已怀孕的信息使她高兴不已。同样,检查结果为阴性(-)时,也不能盲目乐观。例如,对耳硬化症的人做耳鼓膜震动试验,阴性的结果则反而证明其确有耳硬化症。乙型肝炎表面抗体(抗 - HBs)阳性(+)表示对乙肝病毒有抵抗力,阴性(-)则表示尚没有,注射乙肝疫苗可使阴性变成阳性。

随着医学科学的发展,名目繁多的化验、检查项目也不断增加,对于其结果的阳性和阴性,(+)和(-),都要做具体分析,以作出正确判断。

怎样看血常规化验单?

血常规包括红细胞计数、白细胞计数、白细胞分类计数、血红蛋白测定、血小板计数等 16 ~ 18 项内容,属非特异性检查,但人体各部位稍有异常都会由血液携带的其各种信息传达出来。

红细胞计数(RBC)

增多: 可见于真性红细胞增多症、肺心病、肺气肿、高原缺氧等。

降低: 见于各种贫血、血液稀释等。

血红蛋白(也叫血色素)测定(Hb 或 HGB)

增多: ① 生理性增多,见于高原居民、胎儿和新生儿,剧烈活动、恐惧、冷水浴等也会导致增多。② 病理性增多,见于严重的先天性及后天性心肺疾患、血管畸形及携氧能力低的异常血红蛋白病等;也见于某些肿瘤或肾脏疾病。

减少: ① 生理性减少,老年人由于骨髓造血功能逐渐降低,可导致红细胞和血红蛋白含量下降。② 病理性减少,骨髓造血功能衰竭,如再生障碍性贫血、骨髓纤维化所伴发的贫血(如缺铁性贫血)、叶酸及维生素B_{12}缺乏所致的巨幼细胞性贫血;因红细胞膜、酶遗传性的缺陷或外来因素所致红细胞破坏过多而导致的贫血,如遗传性球形红细胞增多症、地中海性贫血、阵发性睡眠性血红蛋白尿、异常血红蛋白病、免疫性溶血性贫血、心脏体外循环的大手术或某些生物化学性因素所致的溶血性贫血,急性或慢性失血所致的贫血。

白细胞计数(WBC)

增多:常见于急性细菌性感染和化脓性炎症,严重组织损伤、急性出血、中毒(如糖尿病酸中毒,尿毒症)、恶性肿瘤、白血病及手术后等。

降低:常见于某些传染病(伤寒、疟疾、病毒感染等)、某些血液病、自身免疫性疾病、过敏性休克、脾功能亢进、恶病质、放疗或化疗后及再生障碍性贫血等。

白细胞分类计数(DC)

检测各类白细胞所占白细胞总数的百分比例。

白细胞分为5类:

① 中性粒细胞(N%)

增多和减少的情况与白细胞计数相同。

② 嗜酸性粒细胞(E%)

增多:常见于过敏性疾病(支气管哮喘、荨麻疹、血管神经性水肿,食物过敏、神经性鼻炎及由曲霉菌芽胞引起的肺炎等)、寄生虫病(急性血吸虫病、钩虫病、绦虫病、旋毛虫病、肺吸虫病等)、某些皮肤病、某些恶性肿瘤(霍奇金病、淋巴系统恶性疾病等)。

减少:常见于长期应用肾上腺皮质激素治疗时,也可见于大手术及某些传染病的早期。

③ 嗜碱性粒细胞(B%)

增多：常见于慢性粒细胞性白血病、嗜碱粒细胞白血病、骨髓纤维化及某些转移癌。

减少：常见于速发型变态反应（荨麻疹、过敏性休克等）、促肾上腺皮质激素及糖皮质激素过量、应激反应（心肌梗死、严重感染、出血等）、甲状腺功能亢进症、库欣综合症等。

④ 淋巴细胞（L%）

增多：常见于某些病毒或细菌所致的传染病（麻疹、风疹、水痘、流行性腮腺炎、病毒性肝炎、结核病等）、传染性淋巴细胞增多症、某些慢性感染和结核病恢复期及淋巴细胞性白血病、白血病性淋巴肉瘤等。

减少：常见于接触放射线、应用肾上腺皮质激素、抗淋巴细胞球蛋白治疗、淋巴细胞减少症、免疫缺陷病、丙种球蛋白缺乏症等。

⑤ 单核细胞（M%）

增多：常见于某些感染（如亚急性细菌性心内膜炎）、急性感染的恢复期、单核细胞性白血病、活动性结核病、淋巴瘤及骨髓增生异常综合征等。

减少：无重要临床意义。

血小板计数（PLT）

增多（大于 400×10^9/升）：① 骨髓增生综合征，见于慢性粒细胞性白血病、真红细胞增多症等。② 急性反应，如急性感染、失血、溶血等。③ 其他情况，如脾切除术后。

减少（小于 100×10^9/升）：① 生成障碍，见于再生障碍性贫血、急性白血病、急性放射病。② 破坏过多，见于原发性血小板减少性紫癜、脾亢。③ 消耗过多，见于弥漫性血管内凝血（DIC）。④ 家族性血小板减少，如巨大血小板综合征。

大便常规化验单该怎么看?

便常规化验包括检验粪便中有无红血球和白血球、细菌敏感试验、潜血试验(OB)以及查虫卵等。正常人的粪便,一般是黄色成形的,没有血和黏液,没有红细胞、白细胞、虫卵和原虫。如果粪便的颜色是陶土色或灰白色。可能是得了胆道梗阻;如果粪便是柏油样黑色,可能是上消化道有出血,或者服了活性炭、铁剂等药物;如果粪便是红色,可能是消化道出血,尤其是结肠、直肠或肛门有病的人,粪便有时呈红色。大便中验出有红、白血球在"+----++"以上,就可以认为是菌痢;只查出白血球,说明是肠炎;只查出红血球,多半是患了结肠炎、肿瘤、息肉、肠结核和痔疮出血等。如果患者肠道有寄生虫,可以从大便中查出蛔虫卵或绦虫卵。

如何看尿常规化验单?

尿常规化验包括尿的颜色、透明度、酸碱度,是否有红细胞、血细胞、上皮细胞、管型,以及是否有蛋白和糖等。在一张化验单上,如果一些项目后面写了"+",这在医学上叫做阳性结果;相反,"-"就叫做阴性结果。阳性结果通常是泌尿系统疾病的标志。

NIT 代表尿中的亚硝酸盐。尿中亚硝酸盐含量的多少常与食物的种类有关。如 NIT 经常超过正常,提示有尿结石或有尿路感染的可能。

pH 代表酸碱度。正常结果为 6.0。酸碱度增高常见于频繁呕吐、呼吸性碱中毒等;酸碱度降低常见于酸中毒、糖尿病等。

GLU 代表尿糖。正常结果为阴性。患糖尿病时尿糖可达 2 ~ 3 个"+",甲亢、肢端肥大症、脑肿瘤等均可导致尿糖升高。

PRO 代表尿蛋白。正常结果为阴性或微量。阳性见于急性肾小球肾炎、肾动脉硬化、多发性骨髓瘤和高热等。

BLO 代表隐血。正常人尿隐血为阴性。

KET 代表酮体。正常结果为阴性。酮症酸中毒时尿酮体为阴性，常见于糖尿病患者饥饿、呕吐、腹泻时。

BIL 代表胆红素。如果是阳性，提示有黄疸，需进行检查。

WBC 代表白细胞。正常结果为阴性，尿液中 WBC 增多见于肾盂肾炎、膀胱炎、尿道炎及前列腺炎。

SG 代表比重。尿比重增高见于脱水、高热、心功能不全等；降低见于慢性肾小球肾炎和肾盂肾炎等。

URO 代表尿胆元。正常结果为阴性或弱阳性。在病毒性肝炎早期黄疸出现前，尿胆元增高，溶血性黄疸时阳性或强阳性。

乙肝检查结果解读

正常情况：HbsAg，HbsAb，HbeAg，HbeAb，HBcAb 五项乙肝的血清标志均为阴性。

异常：HBsAg，HBsAb，HBeAg，HBeAb，HBcAb 五项乙肝的血清标志常联合检测，称之为乙肝“两对半”试验，它们的组合模式如下：

常见的组合模式（1－8）

血清标志	1	2	3	4	5	6	7	8
HBsAg	+	+	+	+	－	－	－	－
HBsAb	－	－	－	－	+	+	－	－
HBeAg	+	－	－	－	－	－	－	－
HBeAb	－	－	－	+	－	+	+	－
HBcAb	+	+	－	+	－	－	+	+

◎ 少见的组合模式(9－21)

血清标志	9	10	11	12	13	14	15	16	17	18	19	20	21
HBsAg	+	+	+	+	+	+	+	－	－	－	－	－	－
HBsAb	－	－	－	+	+	+	+	－	+	+	－	－	+
HBeAg	+	－	+	－	+	－	－	+	+	+	+	－	－
HBeAb	－	+	+	－	－	+	－	－	－	－	+	+	－
HBcAb	－	－	+	－	+	+	+	+	－	+	+	－	+

意义：

1——感染乙肝病毒，病毒不断复制，有强传染性。简称“三阳”，也称“大三阳”。

2——病毒复制，有传染性；如由“三阳”转变而来，提示病毒复制趋于停止，传染性小。

3——乙肝急性感染早期；乙肝病毒携带者；由“三阳”转变而来，提示病毒复制趋于停止，传染性小；病毒核心部分与人体肝细胞核心部分整合为一体，无传染性。

4——病毒复制停止，或有一定程度复制，无传染或传染性相对转小，俗称“小三阳”。

5——感染乙肝病毒后，病毒已清除，无传染性，且有免疫力；注射乙肝疫苗后已获得免疫力。

6、7、8——感染乙肝病毒后，病毒已清除，故无复制与传染性，且具有免疫力。

9——乙肝病毒感染早期，传染性强。

10——乙肝恢复期或慢性携带者，血清标志易转阴。

11——病毒感染趋于恢复；慢性携带者。

12——不同亚型的乙肝病毒二次感染，不典型乙肝病毒感染早期。

13、14、15——乙肝病毒感染早期。

16——不典型急性感染（提示非 A、B 型肝炎）。

17、18——不典型感染。

19——乙肝急性感染中期。

20——感染恢复期。

21——既往感染过乙肝，现在仍有免疫力，属于不典型恢复期，也可能为急性乙肝感染期。

怎样看风湿 5 项化验单？

风湿 5 项是诊断风湿性疾病的主要检查项目，也是确诊风湿性疾病的重要依据之一。其实，风湿 5 项检查即是自身抗体检查。

◎ 抗核抗体。正常值为阴性，可排除全身性系统性红斑狼疮。阳性常见于全身性系统性红斑狼疮。此外，抗核抗体阳性还可见于其他一些风湿性疾病，如类风湿性关节炎、结节性多动脉炎、韦格内氏肉芽肿、白塞氏病、干燥综合征、多发性肌炎和皮肌炎、进行性系统性硬化症、硬皮病以及混合性结缔组织病等。

◎ 抗双股 DNA 抗体。正常值为阴性，可排除全身性系统性红斑狼疮。阳性常见于全身性系统性红斑狼疮（特异性最强），并与全身性系统性红斑狼疮的活动程度以及是否合并狼疮性肾炎、狼疮性血管炎等密切相关。处于全身性系统性红斑狼疮活动期的患者，其阳性率可高达 90% 以上，有的甚至高达 100%。但随着病情的缓解，其抗体水平也逐渐下降，难以检测乃至消失。此外，阳性还可见于上述各种风湿性疾病。

◎ 抗 Sm 抗体。正常值为阴性，多见于未患有风湿性疾病的患者。阳性最常见于全身性系统性红斑狼疮。此抗体为全身性系统性红斑狼疮的标志性抗体，在急性期阳性率可高达 75% 以上。此外，阳性还可见于上述各种风湿性疾病。

抗 RNP 抗体。正常值为阴性，多可排除风湿性疾病。阳性对混合性结缔组织病有诊断意义（尤其是在高滴度的情况下），阳性率可高达 95% ~100%。此外，也可见于上述各种风湿性疾病。

类风湿因子。正常值为阴性，多可排除类风湿性关节炎（但少数类风湿性关节炎患者可出现假阴性）。阳性常见于类风湿性关节炎（特异性较强）。

（引自《39 健康网》）

如何看检测肾功能的化验结果？

肾脏是人体最重要的排泄器官，当肾脏发生功能障碍时，由于体内代谢产物不能正常排出，患者可出现水、电解质以及酸碱值等方面不同程度的紊乱。肾功能检测项目很多，如血清肌酐、血清尿素氮、肌酐清除率、尿酸、尿酶和微量白蛋白等。根据检测结果，临床上一般把肾功能分为 4 期：① 肾功能储备代偿期：因为肾脏储备代偿能力很大，因此临床上肾功能虽有所减退，但其排泄代谢产物及调节水、电解质平衡能力仍可满足正常需要，肾功能化验也在正常范围或偶有稍高现象；② 肾功能不全代偿期：肝酐清除率降至正常值的 50%，肌酐和尿素氮正常；③ 失代偿期：肌酐清除率常降至正常值的 50% 以下，肌酐大于 132.6 微摩尔/升（1.5 毫克/分升），尿素氮增高；④ 尿毒症期：尿毒氮大于 28.6 微摩尔/升（80 毫克/分升）。

检查肾功能的各项指标可诊断有无肾脏疾病、疾病的程度以及评估临床治疗效果和预后，并要以此决定下一步治疗时使用药物的剂量以及选择透析、手术等治疗方案。下面简单介绍临床最常用的两项肾功能检查项目。

血清尿素氮

尿素几乎全部由蛋白质分解代谢而形成，主要经肾脏排泄。肾脏病变如急慢性肾炎、肾动脉硬化、肾结核、肾肿瘤、严重肾盂肾炎等均可引起血清尿素氮增高。

正常人尿素氮一般在5.36微摩尔/升(15毫克/分升)以下，不超过7.14微摩尔/升(20毫克/分升)。如果尿素氮超过8.9微摩尔/升(25毫克/分升)，临床上称为氮质血症，提示肾小球功能受损；如果超过28.6微摩尔/升(80毫克/分升)，患者可出现各种尿毒症症状。

血清尿素氮的浓度受食物蛋白质的影响，因此必须空腹抽血。引起体内蛋白质分解代谢增强的疾病，如急性传染病、大面积烧伤、高热、甲状腺机能亢进等也可使尿素氮增高；上消化道出血患者因蛋白质吸收增多，也常见尿素氮增高。因此，仅以尿素氮评估肾功能损害程度还不准确，还要做血清肌酐检查。肾病时尿素氮改变比血清肌酐早而且显著。

血清肌酐

肌酐主要由肌肉代谢产生，极小部分来自食物。血清肌酐浓度实际上取决于肾的排泄功能的好坏。

需要指出，血清肌酐和尿素氮正常值并不随年龄改变。由于老年人体内的脂肪增厚，肌肉萎缩，蛋白质分解减少，尿素氮、肌酐亦随之减少。所以当老年人的尿素氮或肌酐增高时，说明肾脏损害已比较明显，应进一步检查发病原因。

术前检查肿瘤标志物有何意义?

肿瘤标志物除了协助诊断外，其更重要的意义在监测肿瘤复发上。

但不是所有的癌肿患者肿瘤标志物都会增高，所以，在术前有肿瘤负荷的时候，检查肿瘤标志物的情况就很重要。如果术前高，术后肿瘤切除干净了，肿瘤标志物就会下降至正常，其后，若肿瘤标志物又增高了，就意味着可能复发了。如果术前肿瘤标志物不高，就意味着对该患者来说，肿瘤标志物的检测对监测其病变复发的意义不大。

切忌一旦诊断为肿瘤，不为病人检测肿瘤标志物，就立马手术，使后续治疗的其他科医生不清楚病人在有肿瘤负荷情况下肿瘤标志物的情况。所以在这一点上，首诊的医生很重要。如果病人或者家属有这方面的知识，那么在术前就应当关注这一点，必要时要提醒有关医生检查，并把这个结果带给后续就诊的医生。

术后肿瘤标志物升高一定是肿瘤复发吗？

在术后的检测中，某项肿瘤标志物升高，并不就是肯定复发了，特别是在多次检测的情况下，如果仅就一次升高，升高的程度也不是很明显，那就更难以说明是复发。这是因为非肿瘤因素，如炎症、梗阻、人工操作因素等也可以导致肿瘤标志物暂时性升高，所以动态观察更有意义。若多次检测肿瘤标志物呈进行性上升势态，那复发的可能性就非常大，应做更进一步的检查。但对正常值范围内的波动则不用太紧张，因为每次检测的结果不可能是一样的，更不会一次比一次低，所以病人对正常值范围内的波动要有正确的认识。另外，每个医院检查的正常值范围也不一样，这与各个医院所使用的检查设备、试剂不同有关。

为何每次要检查好几项肿瘤标志物？

除少数肿瘤外，大多数肿瘤所表达的标志物特异性还不强，也就是说某一种肿瘤可能有多种标志物阳性。具体到每个人，甲病人可能是这几个标志物阳性，乙病人可能是另几个标志物阳性。而且，某个肿瘤标志物也不一定限于某个特定的肿瘤，许多肿瘤都可以表达，但又不是每个病人都表达。因此，在这种情况下，多种肿瘤标志物一齐检测，发现问题的机会就大。这就是医生在要检测肿瘤标志物的时候，常常会好几项一起开，做联合检测的原因。

肿瘤标志物的联合应用能提高诊断的正确性，临床常选择以下组合：

肿瘤	肿瘤标志物组合
原发性肝癌	AFP、铁蛋白、CA19-9
胃癌	CA724、CA19-9、CA50
胰腺癌、胆囊癌	CA242、CA19-9
结直肠癌	CA724、CA19-9、CA50
卵巢癌	CA125、铁蛋白
乳腺癌	CA15-3、CA125、铁蛋白
前列腺癌	PSA、F-PSA
肺癌	SCC、CYFRA21-1、NSE

怎样看肿瘤化验单？

肿瘤化验单主要是对肿瘤标志物进行检测，通过查看肿瘤标志物的水平来诊断和识别肿瘤。怎样看肿瘤化验单呢？具体如下：

甲胎蛋白（AFP）

参考值：0～25 微克/升（0～25 纳克/毫升）（ELISA 法）；<20 微克/升（<20 纳克/毫升）（RIA 法）。

临床意义：

原发性肝癌 AFP 明显增高，当 >400 微克/升时常诊断为肝癌。其他消化道肿瘤如胃癌、胰腺癌、胆管细胞癌、结肠癌时，也可增高，但肝转移癌 AFP 极少增高。

病毒性肝炎、肝硬变 AFP 也可增高，但水平常 <300 微克/升。

妊娠妇女 12 ~ 14 周血中 AFP 开始上升，32 ~ 34 周达高峰，以后下降。

癌胚抗原（CEA）

参考值：<5 微克/升（<5 纳克/毫升）（ELISA 法、RIA 法）。

临床意义：

消化系统肿瘤，如结肠癌、胃癌、胰腺癌、胆管癌，CEA 可明显增高；此外肝癌、肺癌、肾癌、乳腺癌、卵巢癌等 CEA 也可见增高；肺癌时胸水中 CEA 常高于血清。

消化系统炎症，如结肠炎、胃肠道息肉、胰腺炎、肝脏病，及肺气肿、支气管哮喘等呼吸系统疾病也可见 CEA 增高。

组织多肽抗原（TPA）

参考值：<120U/L（EIA 法）；<130U/L（RIA 法）。

临床意义：TPA 是肿瘤细胞分泌的一种多肽，在肿瘤诊断上无特异性，各种肿瘤组织中均存在。TPA 常用于缺少特异指标的恶性肿瘤疗效追踪观察，病情好转时降低，复发时升高。急性肝炎、胰腺炎、肺炎时也可出现 TPA 增高现象。

糖基抗原 19-9（CA19-9）

参考值：<37U/mL（MEIA 法、IRMA 法、ELISA 法）。

临床意义：

为消化道癌相关抗原，增高尤见于胰腺癌，80% ~90% 胰腺癌患者血中 CA19-9 明显升高，常用于鉴别胰腺良、恶性肿瘤。此外肝癌、胆囊癌、胆管癌、胃癌、结肠癌、直肠癌等也可见增高，但无早期诊断价值，早期病人敏感度仅为30%。其术前水平与预后有关。

消化道炎症如急性胰腺炎、胆汁淤积性胆管炎、胆石症、急性肝炎、肝硬化等也可有 CA19-9 短暂的不同程度增高。

肿瘤基因 P53 自身抗体（P53-Ab）

参考值：阴性（EIA 法）。

临床意义：用于肿瘤早期诊断，约 10% ~20% 肿瘤患者在临床症状出现前可呈阳性。

鳞癌相关抗原（SCC）

SCC 是扁平上皮癌的诊断指标。子宫颈部扁平上皮癌和肺扁平上皮癌时血清中 SCC 明显升高，也可见于食管癌、膀胱肿瘤等。

根据肿瘤标志物的不同来看肿瘤化验单，可正确地诊断肿瘤，为肿瘤的治疗提供科学的依据。

（引自《联高文粹》）

对 AFP 阴性的肝癌有哪些辅助性的检查指标？

异常凝血酶原（DCP）、γ-谷氨酰转肽酶同工酶Ⅱ、岩藻糖苷酶（AFU）、胎盘型谷胱甘肽-S-转氨酶（GST）等，对 AFP 阴性肝癌具有辅助性诊断意义。

胰腺癌相关的癌基因检测有哪些？

Yas 基因。胰腺癌有高频率的 C-Ki-ras 基因第 12 密码子的点突破，而胰腺其他疾病不具有这种标志性改变。C-Ki-ras 第 12 密码子在胰腺癌中有很高的发生率，用 PCR（核酸杂及聚合酶反应），辅以寡核苷酸杂交或 PCR 产物检测胰腺组织 C-Ki-ras 癌基因第 12 密码子点突变，可能成为胰腺癌诊断与鉴别诊断的可靠分子生物学手段。

有报道称在已确诊的 19 例胰腺癌中，18 例有该基因第 12 密码子的突变，阳性率为 94.7%，与国外相一致（12 例均为阳性，达 100%）；而非胰腺癌病例（如胰岛素瘤、壶腹癌、胃癌、胆囊癌等共 17 例）均为阴性。这种基因突变的检测，可用来早期诊断胰腺癌和鉴别诊断。

◎ C-erbB-2 基因。该基因产物表达在胰腺部中阳性率高，并与肿瘤大小及预后有关。

◎ P21 抑癌基因。该基因在胰腺癌中表达率高，具有特异性，有明显的诊断价值。对胰腺的良、恶性肿瘤的鉴别有意义。

（引自《联高文粹》）

患了甲状腺癌后应注意哪些实验室指标？

患了甲状腺癌后应注意放射免疫测定 T3、T4、TSH 及甲状腺抗体 TG 的检测。TG 如持续增高提示有转移复发的可能。TSH 可以作为调节甲状腺片剂量的一个依据，临床疑为髓样癌的患者要测定血清降钙素的水平，若在正常最高值 0.2 微克/升（200 皮克/毫升）以上则有诊断价值，可进一步做钙剂激发试验：静脉注入氯化钙 14 毫克/千克，4 小时左右测血清钙素，最高值可达 1.0 微克/升（1 000 皮克/毫升），这时髓样癌的诊断基本可以确定。

放射性免疫测定和实验室测定对于前列腺癌的意义分别是什么?

血清酸性磷酸酶(ACP)和碱性磷酸酶(AKP)测定。患前列腺癌时,血清酸性磷酸酶(ACP)、碱性磷酸酶(AKP)两者均有升高,尤其以ACP对诊断前列腺癌较为敏感,65%有远处转移者ACP升高,无远处转移者20%有ACP升高。若采用放射免疫测定ACP,可提高早期前列腺癌的诊断率,阳性率达73.7%,且随着病情发展其阳性率也升高,故ACP测定可用于监测前列腺癌的病情发展。但ACP测定可能产生假性和假阴性,同时不能在直肠指诊及尿道检查后24小时内检查,应该予以注意。

前列腺液涂片细胞学检查。此法的检查准确率较高,有报道称达86%,但因前列腺按摩可能引起前列腺癌扩散,因此不宜作为临床常用方法。

前列腺酸性磷酸酶(PAP)及前列腺特异性抗原(PSA)检测。PAP检查的敏感性、特异性较ACP高,但自从PSA检测应用以后,已被取代。PSA是由前列腺上皮产生的一种糖蛋白酶,正常人血清PSA小于5微克/升,当大于10微克/升时,要考虑前列腺癌的可能。PSA已成为诊断前腺癌的敏感指标,但因其特异性不高,临床运用上受到限制。近来年研究游离PSA的百分比测定,较PSA的敏感性及特异性有所提高。